本书为中国人民大学科学研究基金
（中央高校基本科研业务费专项资金资助）（23XNL013）项目成果。

健康创新平台系列成果

流动、疾病与健康

MOBILITY, DISEASE AND HEALTH

和 红 ｜著

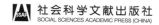

社会科学文献出版社
SOCIAL SCIENCES ACADEMIC PRESS (CHINA)

前　言

　　人类发展的历史就是与疾病做斗争的历史。从古至今，健康与疾病一直是人们普遍关注的重要议题。健康与疾病是人类个体生命过程中的不同状态。当人体内、外环境的相对平衡状态受到破坏，健康机体的结构、功能与代谢发生改变时，疾病就随之产生。随着经济社会不断发展、医疗科技日益进步，人们逐渐认识到人是生物、心理和社会的综合体，健康与疾病不仅仅是生物学现象，同时也是社会文化现象，疾病的发生除了受到生物学因素的影响以外，还会受到各种社会因素的影响，如人口的流动、气候的变化及生活方式的改变等。

　　本书从人口流动的角度来思考传染性疾病的传播史，思考疾病与健康，这对我们今天乃至未来的传染病防治及促进健康中国建设都具有深远意义。

　　本书共分七章。第一章是人口流动概述，主要论述人口流动的基础性知识，包括人口流动的概念、分类和相关理论。第二章是人口流动规模及变动趋势，主要阐述国内国际的人口迁移的基本概况。第三章是健康与疾病，首先从历史发展的过程及不同学科的视角探讨疾病及健康概念的演变、致病模式及疾病负担的变化；其次从三次卫生革命到"健康中国"国家战略论述了从治疗疾病转向促进健康的过程。第四章是人口流动与传染性疾病的传播，通过举例介绍了人口流动在传统型传染病及新型传染病传播中的作用及相应的防控措施。第五章是流动人口的健康社会决定因素，针对影响流动人口健康的主要社会因素进行了描述。第六章是中国流动人口健康风险，分别从生理健康、心理健康及社会融合的角度探讨了中国流动人口面临的主要健康风险。第七章是中国流动人口的健康教育与健康促进，首先介绍了健康教育与健康促进的概念、理论及方针；其次介绍了流动人口常见病的健康教育与健康促进策略。

感谢博士研究生王攀、闫辰聿、王鑫、邓澈以及硕士研究生张琳梓、朱祎彦、韩忆茹在本书编写过程中的辛苦付出，特别感谢中国人民大学及社会与人口学院各位领导及同事在此期间给予的指导、关心和帮助，感谢社会科学文献出版社为本书的编写提供的大力支持。由于著者学识水平有限，书中难免存在不妥和错误之处，希望能得到专家及读者的批评指正。

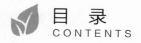
目 录
CONTENTS

第一章 人口流动概述

人口流动贯穿了人类社会发展的全部进程。早期人类从非洲迁移到亚欧大陆，开创了人类社会的新纪元；大航海时代，新航路的开辟促进了各大洲之间的沟通，东西方之间的文化、贸易交流大量增加；19 世纪的加州淘金热吸引了大批美国人、欧洲人、澳大利亚人、亚洲人和拉丁美洲人前往加州寻找黄金，造成了世界范围内大规模的人口流动。传统中国是乡土社会，安土重迁是社会的主流观念。但改革开放以来，由于就业机会、收入水平和公共服务水平的城乡差异和区域差异，中国产生了大规模、持续性的人口流动。近年来，我国流动人口占总人口的比重已达到26.63%，人数超过 3.7 亿①，传统的乡土社会进入了大迁徙时代。本章让我们一起来了解人口流动的基础性知识，包括人口流动的概念、分类和相关理论。这有利于我们构建对这一现象的基本认识，对理解之后的章节很有帮助。

第一节 人口流动的概念

对于"人口流动"概念的定义，存在国际和国内的差别。国际上通常将其称为"人口迁移"而没有"人口流动"的表述，国

---

① 《第七次全国人口普查公报（第七号）》，国家统计局网站，http：//www. stats. gov. cn/tjsj/tjgb/rkpcgb/qgrkpcgb/202106/t20210628_1818826. html。

内则基于户籍是否发生改变对"人口流动"和"人口迁移"两个概念进行了区分。

一 国际的相关定义

国际上没有"人口流动"这一概念,只有"人口迁移"。学者们往往从迁移的时间、空间、目的等方面对"人口迁移"进行界定。[①]

《人口学词典》认为,人口迁移就是"在一个地区单位同另一个地区单位之间进行的地区移动或者空间移动的一种形式,通常它包括了从原住地或迁出地迁到目的地或迁入地的永久性驻地变动"。[②] 这一概念强调的是人口迁移的两方面因素:一是"时间"因素,定义里的"永久性"并非指一旦一次人口迁移发生以后就不能够有第二次人口迁移,而是指人口迁移活动应该有"足够长"的时间;二是"空间"因素,即人们要在两个相距"足够远"的空间位置之间发生位置移动。[③]

国际人口科学研究联盟(International Union for the Scientific Study of Population)认为人口迁移是人口在两个地区之间的地理流动或者空间流动,这种流动通常会涉及永久性居住地由迁出地到迁入地的变化,这种迁移被称为永久性迁移,它不同于其他形式的、不涉及永久性居住地变化的人口移动。[④]

联合国编纂的《国内迁移衡量方法》将迁移定义为"跨越一

① 段成荣等:《中国流动人口研究 2011》,中国人口出版社,2012。
② 联合国国际人口学会编著《人口学词典》,杨魁信、邵宁译,商务印书馆,1992。
③ 段成荣、孙玉晶:《我国流动人口统计口径的历史变动》,《人口研究》2006年第4期,第70~76页。
④ U. S. Census Bureau, "Current Population Reports," Issued, March 2, 2004.

定最低距离限度的区域转移，且发生了居住地的改变"。①

美国学者哈波特和凯恩写的《人口手册》将以"改变定居地为目的，跨越一定边界的人口迁移行为"定义为迁移，发生迁移行为的人则为迁移人口。②

二　国内的相关定义

中国是世界上少数几个保有严格户籍制度的国家之一。我们习惯于把人口在地区间的移动区分为"伴随着户口变动的人口迁移"以及"没有户口变动的人口流动"。不论怎样定义这两个概念，都离不开人口迁移和人口流动的三大属性——空间属性（居住地是否改变）、时间属性（是否永久性改变）和目的属性（是否以居住为目的）。具体来说，人口流动和人口迁移存在以下几点区别：（1）人口迁移带有户籍的改变，人口流动不具有户籍变动而出现"人户分离"情况；（2）人口迁移是相对长期的，居住地发生永久性的改变，人口流动则是相对短期的、非永久性的甚至可能是周期性的空间移动；（3）人口迁移以定居为目的，人口流动则不一定以定居为目的。③

（一）人口迁移

《人口科学辞典》中对人口迁移的定义是，人的聚居位置在空间中的移动④；《中国大百科全书·地理学》则将人口迁移定义

---

① United Nations, "Methods of Measuring Internal Migration," in *Manuals on Methods of Estimating Population*, Manual VI, NewYork: UN Department of Economic and Social Affairs, 1970.

② 〔美〕阿瑟·哈波特、〔美〕托马斯·凯恩：《人口手册》，汤梦君译，中国人口出版社，2001。

③ 李薇：《我国人口省际迁移空间模式分析》，《人口研究》2008年第4期，第86~96页。

④ 吴忠观主编《人口科学辞典》，西南财经大学出版社，1997，第350页。

为一定时期内人口在地区之间永久或半永久的居住地的变动。①

　　在学术界，魏津生于 1984 年首先对人口迁移提出了较为完整的定义："人口迁移是发生在国内不同省区或县（市、市辖区）之间的各类改变户籍登记常住地的人口移动以及发生在各经济类型地区之间的和各自然类型地区之间的具有人口学意义的改变户籍登记常住地的人口移动。"②

（二）人口流动

　　对于人口流动的定义，《人口科学大辞典》中是这样描述的："是指人们由于各种原因离开户口登记地、到外地寄居或暂住，时间长短不一，但都不变更户口。"③《人口科学辞典》则将人口流动定义为"人口在地区之间所做的各种各样的、重复的或周期性的运动"。④

　　在学术界，众多学者从空间维度和时间维度对人口的迁移与流动进行了定义。如张庆五在研究关于人口迁移与人口流动概念问题时指出，流动人口应当是指临时离开户籍所在地，并跨越一定的辖区范围，前往他地而不回返的人口。⑤ 段成荣认为人口流动是指人们超过一定时间长度、跨越一定空间距离范围、没有相应户口变动的空间位移过程，并在一定时间内往返于居住地与户口所在地之间的人口移动。发生这种移动现象的人口即为流动人口。⑥ 商俊峰在此基础上将人口流动的目的纳入进来，认为"流

---

①　《中国大百科全书·地理学》，中国大百科全书出版社，1990。

②　魏津生：《国内人口迁移和流动研究中的几个基本问题》，《人口与经济》1984 年第 6 期。

③　向洪、张文贤、李开兴主编《人口科学大辞典》，成都科技大学出版社，1994，第 325~326 页。

④　吴忠观主编《人口科学辞典》，西南财经大学出版社，1997，第 350 页。

⑤　张庆五：《关于人口迁移与流动人口概念问题》，《人口研究》1988 年第 3 期。

⑥　段成荣：《我国的"流动人口"》，《南方人口》1999 年第 1 期。

动人口是离开常住户籍所在地、跨越一定的辖区范围、在某一地区滞留并从事活动的人口"。[①] 姚华松等则对人口流动的目的进行了更加细化的定义，认为流动人口指人们在没有改变原居住地户口的情况下，到户口所在地以外的地方从事务工、经商、社会服务等各种经济活动，即所谓人户分离以谋生与营利为目的，自发从事社会经济活动的迁徙人口和暂住人口，但排除旅游、上学、访友、探亲、从军等情形。[②] 马侠在定义流动人口时，将"时间"因素也纳入进来，将外出流动人口定义为户口未动留在原地，而本人离开原居住地的市、镇、乡（社）时间在一天以上的人口。[③]

　　在实际工作中，各职能部门由于要制定相应的政策、法规以满足各自的流动人口管理工作需要，对流动人口也从不同角度进行了界定。现实中，关于流动人口的统计口径在界定流动的时间和空间单元、登记统计方式等方面存在历史差别、部门差别和地区差别，这种"乱象"与不同职能部门的行政分工和数据采集目的不同有关。[④] 目前对流动人口尚未形成一个统一的、明确的定义。公安部门从时间和空间维度将 3 日以上的跨市、县流动人员称为流动人口。[⑤] 国家卫计委（现国家卫健委）则将持续时间一个月及以上的跨县流动人员称为流动人口。[⑥] 统计部门对流动人口的定义相较于其他定义则表现出时点上的不一致，第四次全国人口普查（"四普"）将流动人口定义为"在迁入地居住一年以

① 商俊峰：《加强流动人口的宏观调控充分发挥流动人口在城市化中的作用》，《中国人口科学》1996 年第 4 期。

② 姚华松、许学强：《西方人口迁移研究进展》，《世界地理研究》2008 年第 1 期。

③ 马侠主编《中国城镇人口迁移》，中国人口出版社，1994，第 17 页。

④ 韦艳、张力：《"数字乱象"或"行政分工"：对中国流动人口多元统计口径的认识》，《人口研究》2013 年第 4 期。

⑤ 公安部治安管理局编《2013 年全国暂住人口统计资料汇编》，群众出版社，2014。

⑥ 国家卫生计生委流动人口司、中国人口与发展研究中心编《2015 年中国流动人口常用数据手册》，中国人口出版社，2016。

上或不满一年但离开迁出地一年以上的人员"。① 从第五次全国人口普查（"五普"）开始，调查区分了城市内部的人户分离人口与流动人口，并缩短了判别时间，将流动人口定义为"居住地与户口登记地所在的乡镇街道不一致且离开户口登记地半年以上的人口中，扣除市辖区内人户分离的人口"。②

第二节　人口流动的分类

在对人口流动的概念有了基本认识之后，我们来进一步了解人口流动的分类。人口流动有许多不同的分类标准，如空间、距离、时间、目的、方向等。通过了解现实情况中的不同分类，我们能够更加深入地认识人口流动这一现象。

一　按流动空间分类

从流动的空间范围来看，人口流动可以分为国际流动和国内流动。其中国内流动又可以细分为省际流动、省内跨市流动、市内跨县流动、县内跨乡镇（街道）流动。由于中国流动人口规模快速增长，各级政府在制定经济社会发展战略、区域与城市规划等各类重大决策时，需要准确地认识和把握中国流动人口的空间分布特征。按照流动空间对人口流动进行分类，有利于直观地掌握流动人口跨越的行政区划范围，帮助政府制定针对性的战略和政策。

---

① 《第四次全国人口普查公报（第 1 号）》，国家统计局网站，http：//www.stats.gov.cn/tjsj/tjgb/rkpcgb/qgrkpcgb/200204/t20020404_30320.html。

② 《2010 年第六次全国人口普查主要数据公报（第 1 号）》，国家统计局网站，http：//www.stats.gov.cn/tjsj/tjgb/rkpcgb/qgrkpcgb/201104/t20110428_30327.html；《第七次全国人口普查公报（第七号）》，国家统计局网站，http：//www.stats.gov.cn/tjsj/tjgb/rkpcgb/qgrkpcgb/202106/t20210628_1818826.html。

二　按流动距离分类

从流动的距离来看，国内的人口流动还可以分为近邻流动、中程流动和远程流动。近邻流动指人口在县内或市内各乡、镇、区之间的流动；中程流动指人口在省内跨县、跨市的流动；远程流动指人口的省际流动。[①]在对人口普查数据进行分析的时候，我们通常会比较不同流动距离流动人口的数量差异，从中可以得到许多有价值的结论。比如，远程流动人口增加，意味着流入地较高的经济社会发展水平对流动人口有着强烈的吸引力，促使他们从西部落后省份流动到东南沿海省份；近几年来，近邻流动人口和中程流动人口数量的增速逐渐加快，反映出西部大开发、"引导约1亿人在中西部地区就近城镇化"等国家战略的出台吸引了跨省流动人口的回流。由此可见，按照流动距离对人口流动进行分类，有利于增强我们对人口流动总体趋势的认识，为未来区域发展、城镇化等政策的制定提供参考。

三　按流动时间分类

从流动的时间来看，人口流动可以分为长期人口流动、暂时人口流动、周期性人口流动和往返式人口流动。长期人口流动指人口已离开户口登记地半年以上，在外寄居，而户口仍留在原地的流动；暂时人口流动指人口已离开户口登记地1天以上、半年以下，在外寄居或停留，而户口仍在原地的流动；周期性人口流动指人口有规律地定期离开户口登记地和返回户口登记地的流动；往返式人口流动指人口往返于工作场所和居住地点的流动，人们的外出时间一般不超过一昼夜，因此又称作每日流动。[②]流

---

①　叶裕民、黄壬侠：《中国流动人口特征与城市化政策研究》，《中国人民大学学报》2004年第2期。

②　吴忠观主编《人口科学辞典》，西南财经大学出版社，1997。

动时间是人口流动的重要属性之一。按照流动时间对人口流动进行分类，我们能够初步判断流动人口的流动目的。如长期人口流动和周期性人口流动多以外出谋生为目的，暂时人口流动和往返式人口流动则常常是为了探亲、办事、上班等事宜。

四　按流动目的分类

从流动的目的来看，人口流动可分为通常意义上的人口流动和社会型人口流动（公务型人口流动）。通常意义上的人口流动指虽然人口的长久居住地或法律上的居住地没有改变，但为了谋生而数月乃至数年在外的流动。这些人口的主要特征是以谋生为目的，且在外时间较长。社会型人口流动（公务型流动人口）指以探亲、旅游、度假、会议、公出、商业购销等为目的的流动。一般来说，这些人具有稳定的职业和经济来源，他们的流动不以就业为目的，在外停留时间短，停留地点多数为宾馆、饭店等公共场所。按照流动目的对人口流动进行分类，能使我们清楚地了解到这些人口为什么要流动，这有利于政府制定相关的人口吸引政策。比如，东部地区可以通过提高薪资和福利待遇来吸引外来务工人员，缓解劳动力短缺的压力；中西部地区可以出台人才吸引政策，留住本地区的年轻人，甚至吸引外省的高学历人才参与区域建设。

五　按流动空间、时间、目的分类

综合考虑流动的空间、时间和目的，流动人口又可分为访客型流动人口、跨省经济型短期流动人口、省内跨（地级）市经济型流动人口、（地级）市内经济型短期流动人口、长期跨省流动人口、长期省内跨（地级）市流动人口、长期（地级）市内流动人口。

访客型流动人口指在本地做短暂停留的外地过往人口。具体界定为调查时点在本地,但户口所在地不在本地,离开户口登记地不到半年,同时离开户口登记地的原因不是以谋生营利或者组建家庭等为目的(如学习培训、投亲靠友、记挂户口、出差或者其他)的流入人口。跨省经济型短期流动人口指以谋生营利或者组建家庭等为目的,离开户口所在地(外省区市)而在本地短期停留(半年以内)的人,而不包括在本地做短暂停留的过往人口。具体界定为调查时点在本地,但户口所在地为外省区市,离开户口登记地不到半年,同时离开户口登记地的原因以谋生营利或者组建家庭等为目的(如务工经商、工作调动、分配录用、拆迁搬家、婚丧嫁娶、随迁家属等)的流入人口。省内跨(地级)市经济型流动人口指以谋生营利或者组建家庭等为目的,离开户口所在地[本省其他(地级)市]而在本地短期停留(半年以内)的人,而不包括在本地做短暂停留的过往人口。具体界定为调查时点在本地,但户口所在地为本省其他(地级)市,离开户口登记地不到半年,同时离开户口登记地的原因以谋生营利或者组建家庭等为目的(如务工经商、工作调动、分配录用、拆迁搬家、婚丧嫁娶、随迁家属等)的流入人口。(地级)市内经济型短期流动人口指以谋生营利或者组建家庭等为目的,离开户口所在地[本(地级)市其他乡镇街道]而在本地短期停留(半年以内)的人,而不包括在本地做短暂停留的过往人口。具体界定为调查时点在本地,但户口所在地为本(地级)市其他乡镇街道,离开户口登记地不到半年,同时离开户口登记地的原因以谋生营利或者组建家庭等为目的(如务工经商、工作调动、分配录用、拆迁搬家、婚丧嫁娶、随迁家属等)的流入人口。长期跨省流动人口指离开户口所在地(外省区市)、迁入本地半年以上的人口。具体界定为调查时点在本地,但户口所在地为外省区市,离开户口登记地半年以上的迁入人口。长期省内跨(地级)市流动人口指离开户口所在地[本省其他(地级)市]、迁入本地半年以上的人口。具体界定为调查时点在本地，但户口所在地为本省其他（地级）市，离开户口登记地半年以上的迁入人口。长期（地级）市内流动人口指离开户口所在地［本（地级）市其他地区］、迁入本地半年以上的人口。具体界定为调查时点在本地，但户口所在地为本（地级）市其他地区，离开户口登记地半年以上的迁入人口。①

这一分类综合了人口流动的空间、时间、目的三大属性，对其进行了全方面的界定，是对目前人口流动分类的进一步细化，能使我们更加全面地了解每类流动人口的情况。

六　按流动方向分类

依据流动人口的户籍身份和流入地的城乡属性，人口流动可以划分为乡城人口流动、乡乡人口流动、城城人口流动、城乡人口流动四种类型。乡城人口流动指户籍性质为农业户口，流入地为城镇的流动；城城人口流动指户籍性质为非农业户口，流入地为城镇的流动；乡乡人口流动指户籍性质为农业户口，流入地为乡村的流动；城乡人口流动指户籍性质为非农业户口，流入地为乡村的流动。② 按人口流动的方向进行分类，有利于我们更加深入地探讨城镇化等相关问题。第七次全国人口普查显示，乡城流动仍然是人口流动的主流，城城流动趋势显著增强。一些城市流动人口的比例稳定超过10%，符合社会学意义上"移民城市"的特征。如深圳、东莞等城市的流动人口占总人口的比例已超过70%，深圳与上海的流动人口规模超过了1000万人。在人口大规模向城市流动的背景下，新型城镇化已经成为我国社会发展的重要议题。这些数据提醒政府部门，应思考下一步该如何更好地尊

---

① 马忠东、王建平：《区域竞争下流动人口的规模及分布》，《人口研究》2010年第3期。

② 马小红等：《四类流动人口的比较研究》，《中国人口科学》2014年第5期。

重人在城市发展中的主体地位，切实提升城市发展质量，保障全体居民共享城镇化发展成果。

七 其他分类

除了上述主流的分类方法之外，人口流动还可以按意愿、组织形式等进行分类。按照流动的意愿，人口流动可以划分为自愿性人口流动和强制性人口流动。自愿性人口流动包括利益驱使下的人口流动，政府主导的扶贫自愿性搬迁人口流动等；强制性人口流动包括工程人口流动、生态人口流动等。按照流动的组织形式，人口流动可以划分为自发性人口流动和计划性人口流动。自发性人口流动指人们自发进行的人口流动；计划性人口流动指政府组织下的人口流动。这些分类方法被灵活运用于各种情境中。①

第三节 人口流动的相关理论

人口流动理论伴随着人口流动的发展而产生，曾在 20 世纪 50 年代初至 70 年代中期盛行一时，自 80 年代末以来再度趋热。这些理论从社会学、经济学、政治学等视角探讨了人口流动产生以及持续发展的原因，深刻揭示了人口流动现象背后的助推力。本节选取了较为成熟且被普遍应用的九个人口流动理论进行介绍，以帮助大家更好地理解人口流动现象，增加知识储备。

一 推拉理论

推拉理论最早可以追溯到英国统计学家雷文斯坦（Ernst Georg Ravenstein）的"迁移定律"。他利用 1871~1881 年英国人口普查资料来研究人口的迁移问题，将当时英国国内人口迁移的

---

① 彭岩富：《我国人口流动及公共服务提供机制研究》，博士学位论文，财政部财政科学研究所，2014。

模式、距离、动机和迁移者特征等归纳为以下七个定律。

①迁移者进行的是短距离迁移。一般情况下人口流向具有吸引力的大型工商业中心。

②城市吸收农村人口的过程是逐级进行的。首先是城市附近地区的农民向城市聚集，导致城市附近农村出现空缺，这时，较远农村的人口会迁来填补，这种影响逐渐波及距离更远的农村。迁入城市人口的数量与迁移距离息息相关，迁移距离越远数量越少。

③人口流出的过程对应着人口流入的过程，两者有着相似的特征。

④每个主要的迁移流会产生一个补偿性的反迁移流。

⑤长距离的迁移者通常选择优先迁入大型工商业中心。

⑥迁移的城镇居民少于农村居民。

⑦迁移的女性人口多于男性人口。①

1938年，赫伯尔（Rudolph Heberle）在雷文斯坦的迁移定律的理论研究的基础上，系统地总结了关于人口迁移的"推拉理论"，并指出人口的迁移流动是由一系列的"力"所引起的，这一系列的力既包括促进人口迁移的"推力"（如迁出地恶劣的自然条件、教育资源的不平衡等），也包括有利于人口迁移的"拉力"（如大城市良好的医疗条件、便利的交通条件、优质的教育资源等），人口的流动是迁出地的推力和迁入地的拉力共同作用的结果。通常人们会根据自身条件以及流出地和流入地二者之间的力的综合作用效果，从比较符合自身利益的角度出发做出是否迁移的理性选择。②

博格（Donald J. Bogue）在1969年对影响迁移的推力因素和

①　马侠：《人口迁移的理论和模式》，《人口与经济》1992年第3期。

②　R. Heberle, "The Causes of Rural-Urban Migration a Survey of German Theories," *American Journal of Sociology*, 1938, 43 (6): 932-950.

拉力因素进行了概括，促使人口迁移的推力因素包括资源的减少和枯竭、各种原因导致的劳动力失去就业机会、政治或宗教歧视、企业破产或产业的地域转移、所在社区遭到入侵、原住地发展机会减少、灾害、升学、就业、参军等；吸引人口迁移的拉力因素包括更好的就业机会、流动性产业的扩散、发现新的资源、更好的生活环境和政治及宗教环境等。[①]

1966年，李（Everett S. Lee）在雷文斯坦和博格的基础上，在《迁移理论》一文中系统地总结了"推拉理论"。他指出影响人们做出迁移决策的因素可以分为四大类：一是与迁出地相关的因素，如恶劣的自然条件、落后的生产力水平；二是与迁入地相关的因素，如就业机会、工资收入、教育资源等；三是介于迁入地和迁出地之间的各种中间障碍因素，如交通条件是否便利等；四是流动者个人因素，如年龄、健康状况、受教育程度等。他认为，不同个体特征的人面对障碍会做出不同选择，只有迁移动力强并能克服迁移阻力的人才能最终完成迁移过程。如图1-1所示，迁出地（origin）和迁入地（destination）分别存在各种各样的影响因素影响着人们的迁移决策（其中"+"表示推力因素，"-"表示拉力因素，"O"表示障碍因素），在迁移的过程中还存

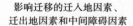

影响迁移的迁入地因素、
迁出地因素和中间障碍因素

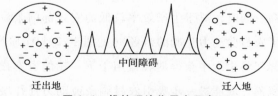

图1-1 推拉理论作用力示意

资料来源：E. S. Lee, "A Theory of Migration," *Demography*, 1966, 3（1）: 47-57。

---

① 尹豪主编《人口学导论》，中国人口出版社，2006，第159~160页。

在各种中间障碍 (intervening obstacles)。在这些因素的综合作用下，人们决定发生或不发生迁移行为。[1]

二　二元经济理论

二元经济理论的发展经历了两个阶段。第一个阶段，刘易斯 (William Arthur Lewis) 提出了二元经济理论模型，对劳动力在农业部门和工业部门间的流动进行了解释；第二个阶段，拉尼斯 (Gustav Ranis) 和费景汉 (John C. H. Fei) 修正了刘易斯的模型，指出劳动力由农村部门向工业部门转移的前提是存在农业剩余。

(一) 刘易斯的二元经济理论

刘易斯认为发展中国家或地区的经济特征是呈现二元结构的，包括低等级的传统农业部门和高等级的现代城市工业部门。其中，低等级的传统农业部门具有低生产力和劳动力过剩等特点，而城市中的现代工业生产部门是经济增长的主要部门，具有高效、高产出的特点。他从二元结构理论出发，将一国的经济划分为农业部门和工业部门两个部门，认为现代工业部门依赖农业部门提供的廉价劳动力进行生产规模扩张，吸引农村劳动力不断地涌向城市工业部门，人口流动由此产生。当现代的工业部门有了无限的劳动力供给时，就可以在较低工资水平下持续发展，获取高额利润。同时，对于生产效率较低的农业部门来说，人口的外迁解决了农村劳动力过剩的难题 (见图 1-2 AD1 阶段)。如果现代工业部门将生产中获得的收益用于下一轮的资本投资，形成新的资本积累，就能进一步吸引农村剩余劳动力迁往城市工业部门。这一过程一直持续到农村剩余劳动力全部被城市的工业生产部门所吸纳。这是发展中国家经济发展的第一个阶段 (见图 1-2

---

[1]　E. S. Lee, "A Theory of Migration," *Demography*, 1966, 3 (1): 47-57.

AD1-AD2 阶段）。当农村的剩余劳动力全部被城市的工业部门所吸纳之后，农业的劳动生产率便会得到大幅提升，人均收入水平也会相应提高，农业逐渐实现现代化，开始同城市的工业部门竞争生产所需要的劳动力，导致城乡差异的消失。此时，二元经济合为一元经济，这是发展中国家经济发展的第二个阶段，也是最后的阶段（见图 1-2 AD2-AD3 阶段）。①

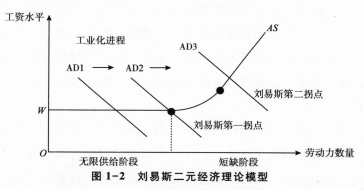

图 1-2　刘易斯二元经济理论模型

资料来源：虞振亚《家庭收支视角下贫困地区乡村精准扶贫研究——基于赣州市夏潭村的调研》，硕士学位论文，南京大学，2018。

（二）拉尼斯—费景汉的二元经济理论

刘易斯的两部门模型并非适用于所有的发展中国家，美国经济学家舒尔茨（Theodore W. Schultz）指出，发展中国家的农村剩余劳动力只是一定经济社会历史条件的产物，并不是普遍存在的现象。

拉尼斯和费景汉对刘易斯的模型进行了修正，指出劳动力由农村向城市转移的前提条件是存在农业剩余。强调只有提高农业劳动生产率，才可能有剩余农产品提供给转移出来的劳动力。他

① W. A. Lewis, "Economic Development with Unlimited Supplies of Labour," *The Manchester School of Economic and Social Studies*, 1954, 22（2）: 139-191.

们明确提出了劳动力转移的三个阶段。

第一阶段，传统农业部门存在大量显性失业人口，农业部门的劳动边际生产率等于零，劳动力的供给弹性是无限大的。他们可以从农业部门撤出而进入工业部门，不会影响农业生产，而且他们的流出正好使农业部门的剩余农产品成为工业部门就业人口的生活必需品。

第二阶段，农业部门劳动边际生产率升高，但仍然存在过剩劳动力，一部分劳动力继续流入工业部门。此时，农业总产量跟不上工业部门的劳动力需要的增长速度，粮食短缺引起农产品价格上涨。由此，工业部门不得不提高工资以确保劳动力能够维持生存。

第三阶段，农业部门已不存在剩余劳动力，农业劳动边际生产率逐渐高于制度工资水平，这说明农业部门的劳动力收入不再取决于制度工资，而由农业劳动边际产值决定，也意味着传统农业转化为商业化农业。①

三 预期收入理论和成本—效益理论

斯奎尔（Lyn Squire）的研究表明，尽管农村存在大量的劳动力流出，但农业的工资长期低于城市部门非熟练工人的工资。因此，刘易斯、拉尼斯和费景汉的模型均不能解释农民不顾失业风险向城市流动的行为。② 在这样的研究背景下，托达罗（Michael P. Todaro）提出了预期收入理论，认为农民在做出迁移决策时会权衡失业和获得高收入之间的风险。人口迁移大规模出现与失业并存的现象，是农民对移入城市后的未来收入期望较高，认

---

① G. Ranis, J. C. H. Fei, "A Theory of Economic Development," *American Economic Review*, 1961, 51（4）: 533-565.

② L. Squire, *Employment Policies in Development Countries: A Survey of Issues and Evidence*, Oxford: Oxford University Press, 1981.

为未来获得的收入能够弥补现在短期的失业风险造成的损失。托达罗模型指出：

①劳动力迁移的动力主要来自在城市获得的预期收入；

②个体迁移决策是综合权衡后的结果，包括个体素质、找到工作的概率和收入水平、迁移的成本等；

③人们做出迁移决策时，会对短期、长期的预期收入和成本进行权衡与比较，如果长期预期收入能够弥补短期的迁移损失，则会做出迁移的决策，反之迁移行为则不会发生；

④迁移者个体特征会对迁移倾向产生影响。由于个体特征千差万别，人们在同一时间或地点的迁移倾向是不同的。[①]

与托达罗模型的观点类似，斯加斯塔德（Larry A. Sjaastad）的成本—效益理论认为，个体在做出迁移决策时要考虑成本和收益。人们通过比较成本和预期收益（包括金钱上和非金钱上的成本与预期收益）来决定他们是否迁移以及迁移的目的地。当在迁移目的地预期经济和非经济收益大于迁移所要付出的成本时，个体会选择迁移，反之则不选择迁移。当存在几个不同的迁移目的地时，个体会选择能带来最大预期收益的地点。[②]

四 新经济迁移理论

在之前的研究中，个体往往被视为研究人口流动的最小单位。而新经济迁移理论有别于以往对人口流动的解释，将家庭而不是个人作为研究的对象。随着对人口流动理论的不断探索，斯塔克（Oded Stark）等学者发现个人的流动决策往往与家庭有着密切的联系，因此，其在既有研究的基础上开创了新经济迁移

---

① M. P. Todaro, "Internal Migration in Developing Countries: A Survey," in R. A. Easterlin（ed.）, *Population &Economic Change in Developing Countries*, University of Chicago Press, 1980.

② L. A. Sjaastad, "The Costs and Returns of Human Migration," *Journal of Political Economy*, 1962, 70（5）: 80-93.

理论。

　　新经济迁移理论的观点除了有对经济维度的考量外，还引进了社会、人口、家庭等分析维度。① 这一理论认为，迁移行为不是由个体单独决定的，而是家庭成员集体决策的结果。迁移不仅要使个体预期的经济利益最大化，更要使家庭收入风险最小化和家庭收入来源多元化。

　　该理论的核心思想主要有以下三点。

　　①经济约束：由于不同城市和地域在经济水平、地方政策法规和社会风俗上的不同，家庭会选择让部分劳动者分散去其他地区工作，以在另一个地区获得原居住地没有的工资待遇和社会福利，从而提升整个家庭的工资水平。

　　②风险转移：迁移者和家庭之间存在这样一种契约安排——迁移者通过汇款的方式来弥补家庭的支出。这种方式通过增加家庭经济来源分散了风险（如自然灾害造成的农作物损失，导致整个家庭面临无收入的风险）。

　　③相对剥夺：劳动力是否迁移，不仅取决于他们与迁入地劳动力之间的预期收入差别，还取决于他们在家乡感受到的相对剥夺感。相对剥夺感指的是与周围人群收入水平相比下的相对值，如果自身收入水平低于参照群体，则会产生"相对贫困感""受剥夺感"。相对剥夺感强烈的家庭更倾向于发生迁移行为。②

五　社会网络理论

　　社会网络理论也被称为社会资本理论，是由波特斯（Alejandro Portes）首先提出的。他注意到了社会资本在人口迁移行为中的重要作用。通过对国际移民现象的研究，他指出，社会资本是

---

① 姚华松：《流动人口的空间透视》，中央编译出版社，2012。
② 任国强、潘秀丽：《相对剥夺对劳动力迁移的影响——理论、实证分析及政策评述》，《华东经济管理》2015 年第 3 期。

个人在更大的社会结构中调配稀缺资源的能力，这种能力不依赖于个人，而依赖于个人和他人之间的关系。迁移的每一个环节（决定是否迁移、向何处迁移、如何适应当地生活等）都与迁移人口的社会资本密不可分。当大量迁移者在迁入地定居，移民网络就可能形成。移民网络实际上是一系列人际关系的组合，它的纽带是血缘、亲缘、乡缘和业缘等。[①] 比如，20 世纪 80 年代初开始在北京形成的"浙江村"，就是以浙江温州人为主的流动人口陆续来到丰台区南苑乡的时村、果园村一带而形成的，他们租住当地居民的房屋，从事服装生产批发、五金电器、窗帘布艺等生产经营活动，从而形成了较为固定的聚居地，这就是移民网络的一种表现形式。这一网络能连接起迁出地和迁入地间的早期迁移者和未迁移者。浙江温州还未迁移的人们通过接受已迁移人们的帮助，降低了未来迁移的成本和风险，增加了未迁移个体对预期回报的期待，从而有助于其发生迁移行为。移民网络还具有累积性的特征，形成后会随着时间的推移进一步扩大。这是因为前一次迁移是后一次迁移的资源，新的迁移又导致网络的扩大和进一步发展。[②] 由此，随着人口的不断涌入，除了北京市丰台区以外，"浙江村"在北京沙窝、大钟寺、五道口、大郊亭、劲松东口四地也逐渐形成。

六　累积因果理论

累积因果理论主要解释了人口迁移形成后是如何不断维持的，这一理论源于缪尔达尔（Gunnar Myrdal）的循环累积因果理

---

① A. Portes, *The Economic Sociology of Immigration：Essays on Networks, Ethnicity and Enterpreneurship*, New York：Russell Sage Foundation, 1995, pp. 12-15.

② D. S. Massey et al., "The Ories of International Migration：A Review and Appraisal," *Population and Development Review*, 1993, 19（3）：431-466.

论。该理论认为人口迁移存在一种内在的不断重复的趋势。① 这种趋势通过三个层面得到了加强。首先，对于迁移个体而言，每一次迁移行为都是不断调整迁移动机和迁移预期，促使另一次迁移行为产生的过程。举个例子，如果说一个农民做出了外出务工的决定，第一年赚的钱达到甚至超出了预期目标，那么他很有可能会选择在第二年继续去原来的地方打工。但如果第二年遇上行业不景气，赚的钱不够贴补家用，他可能会更换务工地点或选择其他的工作。其次，累积因果机制还可以通过改变社会的收入分配状况实现：通过迁入地对迁出地的汇款，迁移者影响了家庭在社区中的收入分配状况，家庭的社会地位发生变化，使那些没有移民汇款的家庭增强了"相对剥夺感"，从而激发其人口迁移决策的形成。这种情况在农村普遍存在。如果有某户人家有劳动力外出务工，获得了平时在家务农得不到的报酬，心理的不平衡感会促使部分家庭同样做出外出务工的决定。最后，在文化方面，迁移者作为文化携带体，接受了迁入地新的价值观、行为方式和态度，这种新生文化会在迁出地产生一种示范效应，可能不断地被模仿和复制，从而促进人口迁移行为的发生。② 迁移人口在返乡时往往会带回一些流入地特有的文化，也许是设计时髦的服饰，抑或一些口头禅、饮食习惯。出于好奇、羡慕、崇拜等心理，迁出地的人们对这些新生文化抱有较高的热情，从而促进了人口迁移的产生。

七　梯次流动理论

针对我国人口大规模流动的特点和流动过程，学者们开始不

---

①　G. Myrdal, *An American Dilemma：The Negro Problem and Modern Democracy*, New York：Harper & Brother Publishers, 1944, p. 4.

②　姚华松、许学强：《西方人口迁移研究进展》，《世界地理研究》2008 年第 1 期。

断地进行理论思考,并探讨人口迁移流动的逐步实现形式。在此基础上,杜鹏等学者提出了关于人口流动的新理论——梯次流动理论。他们认为在人口迁移流动的过程中,流动人口会凭借自身以及外部的力量,不断改善其个人和家庭的福利状况,从而呈现出一种渐进性的向上流动现象,该现象被称为梯次流动。如图1-3所示,迁移者将家乡与可选择的不同流入地的相对经济地位不断进行比较,使他们在若干流入地之间进行不断变换,从而形成梯次流动。从这一意义上看,梯次流动成为一种人口流动中不断优化决策的过程。

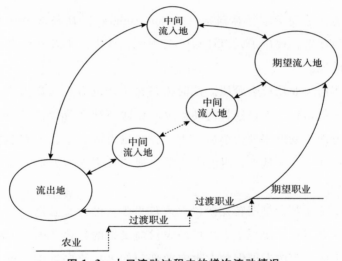

图1-3 人口流动过程中的梯次流动情况

资料来源:杜鹏、张文娟《对中国流动人口"梯次流动"的理论思考》,《人口学刊》2010年第3期。

学者们在对这一理论进行深入思考时,还强调了人口流动的过程不仅表现为地理空间上的流动转换,更表现为流动过程中的社会地位和家庭结构的变动。因此,人口流动的过程实际上是地理空间流动、社会职业流动和家庭流动三种梯次流动形式的混合。其中,地理空间上的流动,是人口流动的基本意义所在,在通常情况下人们倾向于选择流入到经济发达、生活条件好、发展机会多的地区。社会职业流动，是驱使人们在不同区域之间流动的最为重要的力量，人口在现实空间流动的过程中，同时也伴随着流动主体人的社会职业的相应变动。家庭流动是指随着我国人口流动的家庭化趋势日益突显，家庭成员的流动由最初的单一劳动力流动逐渐过渡到家庭成员在流入地的团聚或者梯次流动，他们最终实现流动的家庭化。家庭成员分批实现流动迁移的现象较为普遍。[①]

八　人口迁移转变理论

美国地理学家泽林斯基（Wilbur Zelinsky）从经济与社会发展阶段出发，提出了人口迁移转变理论，认为人类迁移活动存在五个阶段。

①前工业化社会阶段。此时人口再生产的方式是高出生—高死亡—低增长，人口迁移活动较少。在这一社会阶段，经济社会等各方面的发展都较为落后，生产方式以农业为主，人们多世代定居在同一片土地上，没有合适的交通工具来支持人口迁移活动的开展。

②工业革命早期转变阶段。人口再生产的方式是高出生—低死亡—高增长，出现了大规模的农村向城镇的迁移和国际人口迁移。工业部门的发展促使大批农业部门的人口流向城市，给工业部门带来了大量廉价劳动力，掀起了人口由农村流向城市的浪潮。

③工业革命晚期过渡阶段。人口再生产的方式是低出生—低死亡—低增长，人口迁移势头减缓。此时，工业部门需要的劳动力逐渐减少，农业部门也没有过多的农业剩余来继续支持工业部

---

① 杜鹏、张航空：《中国流动人口梯次流动的实证研究》，《人口学刊》2011 年第 4 期。

门吸纳农村人口，人口迁移的热度逐渐减退。

④发达社会阶段。人口自然增长率下降，农村向城市迁移规模变小，城市内部和城市之间的迁移增加。处于该阶段的国家，农村和城市的社会环境差距较小，因此农村与城市间的迁移现象减少，人口迁移多集中在城市之间。

⑤未来发达社会阶段。迁移总量下降，迁移主要发生在城市。这一阶段，不同地区的差异缩小到最低水平，人们的迁移动力下降。[①]

该理论主要基于发达国家的历史进程，较难适用于发展中国家。并且，它对于未来的预期缺乏依据，预测的科学性有待考证。

九　劳动力市场分割理论

劳动力市场分割理论从发达国家市场结构入手探讨国际移民的迁移动机，认为发达国家或地区对低级劳动力市场的需求是促使国际迁移产生的原因。

这一理论产生于 20 世纪六七十年代，最初来自美国经济学家多林格尔（Peter Doeringer）等在《内部劳动力市场与人力资源分析》（*Internal Labor Markets and Manpower Analysis*）一书中提出的二元劳动力市场理论。在书中，他将劳动力市场严格划分为两个不同的部分，并指出一级市场和二级市场在劳动力流入的要求和工资决定等方面具有不同的特征。一级市场的雇主由大企业组成，主要生产资本密集型产品，容易形成内部劳动力市场，劳动者工资由议价机制、效率工资等因素决定，具有就业稳定、工资较高、福利保障优越等特征。二级市场的雇主多为中小企业，主要生产劳动密集型产品，劳动者工资由边际生产率决定，具有工作条件较差、就业不稳定、工资水平低、升迁机会少等特征。

---

① Wilbar Zelinsky, "The Hypothesis of the Mobility Transition," *The Geographical Review*, 1971（61）：219~249.

二元分割是劳动市场分割的基本形态，也可在二元分割的基础上，演变出三元分割、四元分割理论，但这些观点不存在实质性差异。总体而言，劳动力市场分割理论有两个特点：第一，劳动力市场被分割成几个不同的市场，市场之间存在某些形式的流动壁垒和市场内部的工资决定机制；第二，造成市场间相对封闭和形成流动壁垒的根本原因是经济这一内生因素或政治等外在制度因素的制约。①

　　劳动力市场的分割在不同发展类型的国家所表现出的形式和程度存在一定的差异。在发达国家，劳动力市场分割主要有工会的作用等表现形式，城乡特征不明显。而在发展中国家，劳动力市场分割不仅表现为城乡之间的分割，甚至还存在行业部门之间的分割。②

①　P. Doeringer, J. Michael, *Internal Labor Markets and Manpower Analysis*, Lexington, MA: D. C. Heath, 1971.
②　T. Magnac, "Segmented or Competitive Labor Markets," *Econometrica*, 1991, 59 (1): 165-187.

第二章 人口流动规模及变动趋势

　　第一章的介绍让我们对人口流动有了基本认识。在形成初步印象之后，我们有必要针对人口流动这一行为进行进一步探究，从而达成全面、深入地了解这一贯穿人类社会发展始终现象的目的。本章在前文基础上对近年来人口流动的规模及变动趋势进行了梳理，期望描绘出一幅人口流动的宏观图景，帮助大家更好地理解人口流动的历史、现状及可能的未来走向。本章的内容主要分为国际人口迁移和国内人口流动两部分，对国际和国内的迁移流动情况都进行了详细介绍。希望阅读完这一章节之后，大家能基本构建起对人口流动变动情况的认识框架。

第一节　国际人口迁移的基本概况

　　国际人口迁移包括全球的国际人口迁移以及中国的国际人口迁移与流动两部分。全球的国际人口迁移主要介绍世界各国之间的人口移动情况；中国的国际人口迁移与流动则将中国视为流出国和流入国，介绍赴外及赴华人口的情况。

一　全球的国际人口迁移

　　全球的国际人口迁移是人口在国家之间的移动，这一行为催生了一批国际移民。联合国将国际移民定义为"任何改变了常住国家（country of usual residence）的人"。考虑到各个国家在国际迁移统计中通常会根据居住时间来界定何谓常住国家，联合国根据居住时间定义了长期移民和短期移民。"长期移民"指离开常住国家/地区在另外一个国家居住 1 年及以上的人，"短期移民"指离开常住国家/地区在另外一个国家居住 3 个月到 1 年的人。[①]《2022 年世界移民报告》详细介绍了国际移民的总体情况和区域情况，即国际人口迁移的总体情况和区域情况（离开常住国家/地区在另外一个国家居住 3 个月以内的人不在讨论范围内）。本节内容主要基于报告内容进行了梳理。[②]

（一）全球的国际人口迁移的总体情况

首先，让我们来看看近几十年来全球的国际人口迁移的数量变化以及 2020 年全球的国际人口迁移的主要流向情况。

1. 全球的国际人口迁移的数量

如表 2-1 所示，从 1970 年到 2020 年，国际移民人数一直在不断增长。到 2020 年，他们的数量已经占到世界总人口的 3.6%。此外，有估计显示，受 2020 年新冠疫情的冲击，人口迁移受到了各国限制性政策的阻碍，2020 年国际移民人数可能减少了约 200 万人。因此，如果没有新冠疫情在全球的大流行，2020 年国际移民的数量可能会在 2.83 亿人左右。

如果将全球划分为六大区域，迁入各个区域的国际移民人数（包括从其他区域迁入该区域人数与该区域内部各国之间的移民人数）如图 2-1 所示。欧洲是目前国际移民的最大迁入地，2020 年约有 8700 万移民（约占国际移民总人数的 30.9%）。紧随其后

---

① United Nations, "Recommendations on Statistics of International Migration," Revision 1. Statistical Papers, Series M No. 58, 1998.

② International Organization for Migration, "World Migration Report 2022," https：//publications. iom. int/books/world-migration-report-2022.

表 2-1　1970~2020 年的国际移民情况

单位：人，%

年份	国际移民人数	国际移民人数占世界总人口的比例
1970	84460125	2.3
1975	90368010	2.2
1980	101983149	2.3
1985	113206691	2.3
1990	152986157	2.9
1995	161289976	2.8
2000	173230585	2.8
2005	191446828	2.9
2010	220983187	3.2
2015	247958644	3.4
2020	280598105	3.6

资料来源：International Organization for Migration，"World Migration Report 2022，" https：//publications. iom. int/books/world-migration-report-2022。

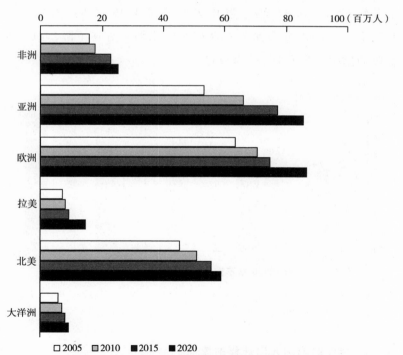

□2005　☐2010　■2015　■2020

图 2-1　2005~2020 年按地区划分的国际移民人数

资料来源：International Organization for Migration，"World Migration Report 2022，" https：//publications. iom. int/books/world-migration-report-2022。

的是亚洲，约有 8600 万国际移民（约占国际移民总人数的
30.6%）。北美约有 5900 万国际移民（约占国际移民总人数的
21%），然后是非洲，约有 2500 万国际移民（约占国际移民总人数
的 8.9%）。2005~2020 年，拉美的国际移民人数增加了 1 倍多，从
大约 700 万人增长到了约 1500 万人，成为国际移民人数增速最快
的区域。2020 年，约 5.3% 的国际移民居住在拉美。大洋洲的国际
移民数量最少，约有 900 万人，约占国际移民总人数的 3.2%。

　　图 2-2 显示了不同性别的国际移民人数及占比情况。目前，
国际移民中，男性多于女性，这一差距在过去 20 年里不断扩大。
2000 年，国际移民的男女比例分别为 50.6% 和 49.4%，即有
8700 多万男性移民和 8500 多万女性移民。到 2020 年，这一比例
上升到 52.1% 和 47.9%，其中男性移民 1.46 亿人，女性移民
1.35 亿人。2000 年以来，女性移民的比例一直在下降，而男性
移民的比例上升了 1.5 个百分点。

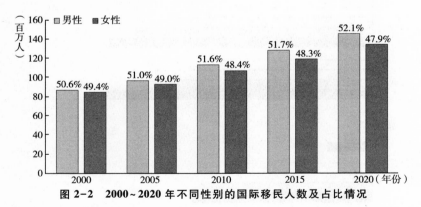

图 2-2　2000~2020 年不同性别的国际移民人数及占比情况

资料来源：International Organization for Migration，"World Migration Report 2022,"
https：//publications. iom. int/books/world-migration-report-2022。

2. 全球的国际人口迁移的流向

　　图 2-3 的左侧部分显示了 2020 年国际移民的前 20 个目的
地。同过去 50 年一样，美国依然是国际移民的主要目的地，拥

有 5100 多万国际移民。德国成为第二大国际移民目的地，拥有
近 1600 万国际移民。沙特阿拉伯紧随其后，有 1300 万国际移民。
俄罗斯和英国排在第 4、5 位，分别有大约 1200 万和 900 万国际
移民。

图 2-3 的右侧部分显示了 2020 年国际移民的前 20 个来源
地。印度是全球最大的移民来源国，有近 1800 万人生活在国外。
墨西哥是第二大移民来源国，迁出人口大约有 1100 万。俄罗斯
和中国居第 3、4 位，迁出者分别有约 1080 万和 1000 万。第五大
移民来源国是叙利亚，有 800 多万公民生活在国外，主要是过去
十年的战争导致大量民众流离失所，逃往其他国家而成为难民。

如果要将国际移民的目的地和来源地联系起来，可以用"国

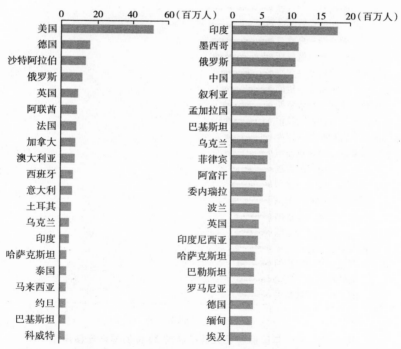

图 2-3　2020 年国际移民的前 20 个目的地（左侧）和来源地（右侧）

资料来源：International Organization for Migration，"World Migration Report 2022,"
https：//publications. iom. int/books/world-migration-report-2022。

际迁移走廊"对国际移民人数进行统计。从 a 国到 b 国的国际迁移走廊是用出生在 a 国、2020 年居住在 b 国的人数来衡量的，它能够具体反映国际迁移特定路线的移民情况。如图 2-4 所示，墨西哥到美国的走廊是世界上最大的国际迁移走廊，有近 1100 万人通过这一走廊进行迁移。排名第二的是叙利亚到土耳其的走廊，这主要是因为叙利亚长达十年的内战使得难民被迫迁移。印度到阿联酋是世界第三大走廊，有超过 300 万人在此迁移，迁移主体主要是劳动力移民。俄罗斯和乌克兰之间的双边走廊分别排在第 4、5 位，大约有 300 万在俄罗斯出生的人现居住在乌克兰，而几乎同样数量的人已从乌克兰迁移到俄罗斯。

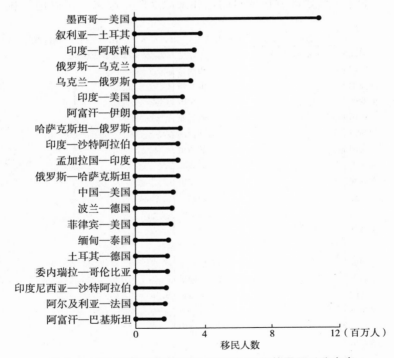

图 2-4 2020 年国际移民人数排名前 20 位的国际迁移走廊

资料来源：International Organization for Migration，"World Migration Report 2022，" https：//publications. iom. int/books/world-migration-report-2022。

（二）全球的国际人口迁移的区域情况

在了解了总体情况之后，有必要进一步了解全球的国际人口迁移的区域情况。我们将全球分为非洲、亚洲、欧洲、拉美、北美、大洋洲六大区域，详细介绍每一区域人口在过去 30 年的迁入、迁出情况，并列举了每一区域 2020 年迁入、迁出人口数量最多的 20 个国家。

1. 非洲

图 2-5 展示了 1990~2020 年非洲人口的国际迁移情况。

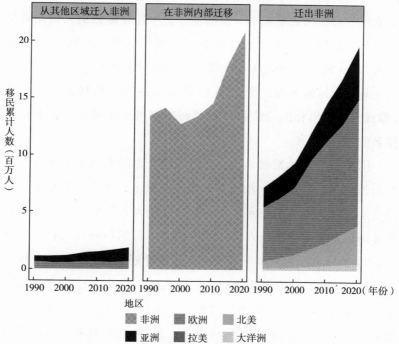

图 2-5 1990~2020 年从其他区域迁入非洲、在非洲内部迁移、迁出非洲的移民人数

注：拉美地区人口迁入非洲或非洲人口迁入拉美地区的数量极少，图中难以体现，类似情况后面也有，不再赘述。

资料来源：International Organization for Migration，"World Migration Report 2022,"https：//publications. iom. int/books/world-migration-report-2022。

　　左侧的图展示了从其他区域迁入非洲的移民人数。由图可知,出生在非洲以外地区,后来迁入非洲的人数很少。从 2015 年到 2020 年,这部分的移民数量几乎保持不变(约 300 万人),其中大多数人来自亚洲和欧洲。

　　中间的图展示了在非洲内部迁移的移民人数。2020 年,约有 2200 万非洲人生活在除自己国家之外的其他非洲国家。与 2015 年相比,这一数量有了大幅增加,当时仅有约 1800 万非洲人属于这种情况。事实上,非洲区域内的国际人口迁移数量显著增长始于 2000 年,这种增长趋势一直持续到现在。

　　右侧的图展示了迁出非洲的移民人数。自 1990 年以来,迁出非洲的移民人数增加了一倍以上,其中迁往欧洲的人数增长最为显著。2020 年,大多数迁出非洲的移民居住在欧洲(约 1100 万人)、亚洲(近 500 万人)和北美(约 300 万人)。

　　具体到国家来看,图 2-6 根据非洲各国国际移民的总人数(即迁入和迁出移民的总和)对非洲国家进行了排名,并展示了排名前 20 的国家。

　　图 2-6 左侧的数据显示,迁出人数最多的非洲国家通常位于非洲的北部。2020 年,埃及的迁出人数最多,其次是摩洛哥、南苏丹、苏丹、索马里和阿尔及利亚。就迁入人数而言,南非依然是非洲最重要的移民迁入国,拥有约 290 万的国际迁入移民。然而,与 2015 年的约 320 万移民相比,南非迁入人数的下降程度大于 9%。除图 2-6 外,其他迁入移民人口占总人口比例较高的国家还有加蓬(19%)、赤道几内亚(16%)、塞舌尔(13%)和利比亚(12%),但它们的国际移民总人数不在前 20 名之列,所以在图中没有显示。

2. 亚洲

　　图 2-7 展示了 1990~2020 年亚洲人口的国际迁移情况。

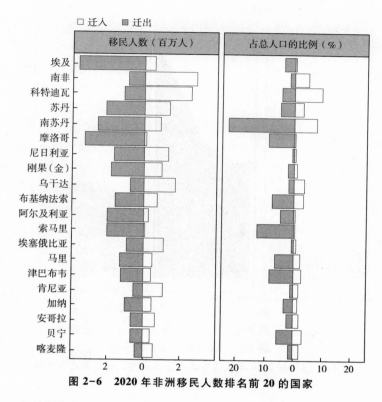

图 2-6　2020 年非洲移民人数排名前 20 的国家

资料来源：International Organization for Migration，"World Migration Report 2022,"
https：//publications. iom. int/books/world-migration-report-2022。

左侧的图展示了从其他区域迁入亚洲的移民人数。自 1990
年以来，迁入亚洲的移民人数一直保持在相对较低的水平。欧洲
人是最大的迁入群体，但这一数据包括之前生活在苏联欧洲部分
的移民。非洲人是第二大迁入群体，他们的数量在过去 15 年
（2005～2020 年）中有所增长。

中间的图展示了在亚洲内部迁移的移民人数。2020 年，约有
7000 万亚洲人居住在除自己国家之外的其他亚洲国家，这一数量
较 2015 年有了大幅增加，当时估计约有 6100 万人属于这种情况。
随着时间的推移，亚洲内部的国际迁移人数有了显著增加，从
1990 年的约 3500 万人增加到现在的约 7000 万人。

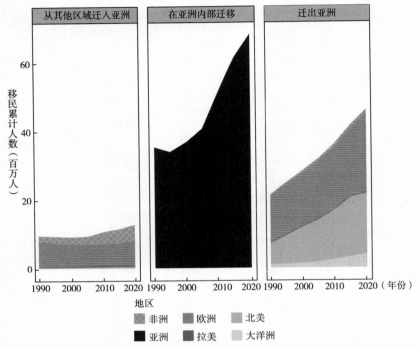

图 2-7 1990~2020 年从其他区域迁入亚洲、在亚洲内部迁移、迁出亚洲的移民人数

资料来源：International Organization for Migration，"World Migration Report 2022,"https：//publications. iom. int/books/world-migration-report-2022。

右侧的图展示了迁出亚洲的移民人数。在过去的 20 年（2000~2020 年）里，迁入北美和欧洲的人数出现了显著的增长。2020 年，从亚洲到北美的移民人数达到了 1750 万人，与 2015 年的 1730 万人相比略有上升。与此同时，2020 年从亚洲到欧洲的移民人数约为 2300 万人，相比 2015 年增长了近 200 万人。亚洲人向北美和欧洲的大量迁移推动了亚洲迁出移民数量的增长。2020 年，共有 4600 多万移民迁出亚洲。

具体到国家来看，图 2-8 根据亚洲各国国际移民的总人数（即迁入和迁出移民的总和）对亚洲国家和地区进行了排名，并展示了排名前 20 的国家和地区。

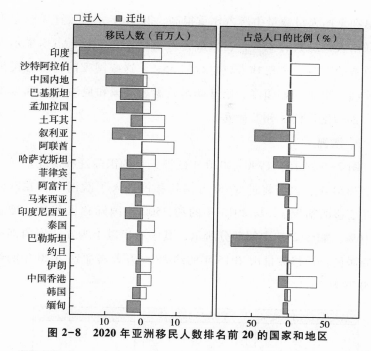

图 2-8　2020 年亚洲移民人数排名前 20 的国家和地区

资料来源：International Organization for Migration，"World Migration Report 2022," https：//publications. iom. int/books/world-migration-report-2022。

如图 2-8 左侧所示，印度和中国这两个亚洲的"人口大国"拥有最大的迁出移民数量，但这一庞大的数量仅占这两个国家总人口的一小部分。来自中国内地的移民构成了世界上第四大迁出移民群体，仅次于印度、墨西哥和俄罗斯。超过 200 万的中国内地移民居住在美国，此外，来自印度、菲律宾和越南的大量移民也选择迁入美国。

如图 2-8 右侧所示，部分海湾合作委员会①国家的迁入移民

---

① 海湾合作委员会于 1981 年 5 月 25 日在阿布扎比成立。其成员国为沙特阿拉伯、科威特、阿联酋、卡塔尔、阿曼苏丹王国、巴林王国和也门共和国等 7 个国家。总秘书处设在沙特阿拉伯首都利雅得。权力机构为理事会，由成员国组成，主席由各国元首轮流担任，任期一年。七国政治、经济体制相似，王室联系紧密，在政治、经济、国防等方面有共同的利益，是中东地区一个重要的政治经济组织。

数量在全国人口数量中所占比重很高。2020 年，迁入移民数量占
阿联酋人口总数的 88%，占科威特人口总数的 73%，占卡塔尔人
口总数的 77%，占巴林人口总数的 55%。这些国家的许多移民来
自非洲、南亚（如印度、巴基斯坦、孟加拉国和尼泊尔）和东南
亚（如印度尼西亚和菲律宾）。

3. 欧洲

图 2-9 展示了 1990~2020 年欧洲人口的国际迁移情况。

2020 年，已有将近 8700 万国际移民迁入了欧洲（含在欧洲
内部迁移的情况）。与 2015 年的约 7500 万国际移民相比，增长
了 16%。如图 2-9 中间部分所示，其中一半以上为在欧洲内部迁
移的居民，迁移数量由 2015 年的约 3800 万人增加到 2020 年的约
4400 万人。

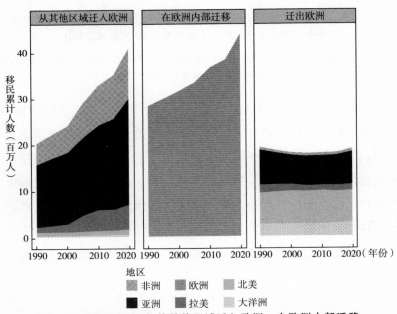

图 2-9　1990~2020 年从其他区域迁入欧洲、在欧洲内部迁移、
迁出欧洲的移民人数

资料来源：International Organization for Migration，"World Migration Report 2022，"
https：//publications. iom. int/books/world-migration-report-2022。

1990 年，迁出欧洲的人数和从其他区域迁入欧洲的总人数大致相同。然而，如图 2-9 右侧所示，与迁入欧洲移民数量的持续增长不同，过去 30 年（1990～2020 年）里，迁出欧洲的人数整体呈下降趋势，直到最近几年才恢复到 1990 年的水平。2020 年，大约有 1900 万欧洲人迁出了欧洲，他们主要居住在亚洲和北美。从 2010 年到 2020 年，迁往亚洲和大洋洲的欧洲移民人数有所增加。

具体到国家来看，图 2-10 根据欧洲各国国际移民的总人数（即迁入和迁出移民的总和）对欧洲国家进行了排名，并展示了2020 年排名前 20 的国家。

就迁出而言，如图 2-10 左侧所示，东欧的许多国家，如俄罗斯、乌克兰、波兰和罗马尼亚，是欧洲迁出人口数量居前的几个国家。2020 年，俄罗斯有近 1100 万人居住在国外，是欧洲海

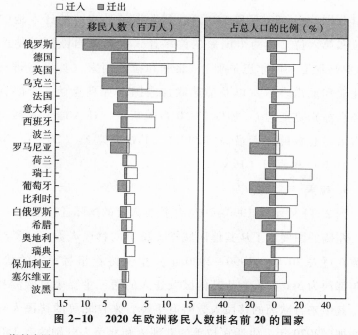

图 2-10　2020 年欧洲移民人数排名前 20 的国家

资料来源：International Organization for Migration，"World Migration Report 2022," https：//publications. iom. int/books/world-migration-report-2022。

外居住人口最多的国家。在俄罗斯和乌克兰（约 600 万迁出人口）之后，波兰和英国拥有第三大和第四大迁出人口（分别约为480 万和 470 万）。如图 2-10 右侧所示，2020 年，波黑的迁出人口占其总人口的比例最大，其中许多人是在南斯拉夫解体期间离开的。在葡萄牙、保加利亚和罗马尼亚等具有长期移民历史的国家，也有很大比重的人口生活在国外。

　　就迁入而言，如图 2-10 左侧所示，2020 年，德国有近1600 万的迁入人口，是欧洲迁入人口最多的国家。自 2015 年到 2020 年，德国的迁入移民数量增加了 500 多万，主要的人口来自波兰、土耳其、俄罗斯、哈萨克斯坦和叙利亚。2020 年，英国和法国的迁入人口分别约为 940 万和 850 万，来自北非国家的移民成为迁入法国的最大群体。在英国，较大的迁入群体来自印度、波兰和巴基斯坦。2020 年，西班牙和意大利的迁入人口分别约为 680 万和 640 万，列欧洲最受欢迎的迁入地的第五位和第六位。这两个国家的许多迁入人口来自欧洲其他国家（如罗马尼亚和阿尔巴尼亚），北非和拉美国家（如摩洛哥、哥伦比亚和厄瓜多尔）以及前苏联加盟国（如乌克兰、哈萨克斯坦和乌兹别克斯坦）。如图 2-10 右侧所示，迁入瑞士的移民人数占人口总数的比例最高（29%），其次是瑞典（20%）、奥地利（19%）和德国（19%）。

4. 拉美

　　图 2-11 展示了 1990~2020 年拉美人口的国际迁移情况。

　　左侧的图展示了从其他区域迁入拉美的移民人数。这类移民人数在过去 30 年（1990~2020 年）里保持着相对稳定的状态，每年都约为 300 万人。从其他区域迁入的居民主要来自欧洲和北美。其中来自欧洲的移民人数略有下降，来自北美的移民人数略有增加。2020 年，生活在拉美的欧洲人和北美人分别约有 140 万人和 130 万人。

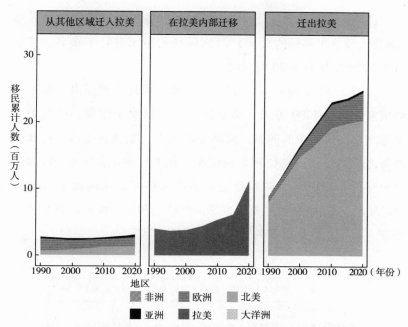

**图 2-11　1990~2020 年从其他区域迁入拉美、在拉美内部迁移、
迁出拉美的移民人数**

资料来源：International Organization for Migration，"World Migration Report 2022，"
https：//publications. iom. int/books/world-migration-report-2022。

　　中间的图展示了在拉美内部迁移的移民人数。持续的委内瑞
拉危机对拉美内部的人口迁移产生了重大影响。截至 2021 年 6
月，大约有 560 万委内瑞拉人离开了自己的国家（绝大多数人是
在过去五年离开的），其中大约 85% 的人（约 476 万人）移居到
了本区域的其他国家。哥伦比亚、秘鲁、智利、厄瓜多尔和巴西
是委内瑞拉移民的主要迁入国。

　　右侧的图展示了迁出拉美的移民人数。迁出拉美的人口在过
去 30 年（1990~2020 年）里有了大幅增加，从 1990 年的约 1000
万人增加到 2020 年的约 2500 万人。2020 年，有约 500 万移民迁
入了欧洲。其他地区，如亚洲和大洋洲，2020 年迁入的拉美移民
数量非常少（分别约为 40 万人和 20 万人）。

　　具体到国家来看，图 2-12 根据拉美各国国际移民的总人数
（即迁入和迁出移民的总和）对该区域的国家进行了排名，并展
示了 2020 年排名前 20 的国家。

　　如图 2-12 左侧所示，2020 年，墨西哥是拉美迁出人数最多
的国家，约有 1100 万人生活在国外。它仅次于印度，成为世界
上迁出移民第二多的国家，大部分迁出人口生活在美国。排在墨
西哥之后的是委内瑞拉和哥伦比亚，分别有 500 多万和 300 多万
迁出移民。2020 年，阿根廷是拉美迁入移民最多的国家（超过
200 万人），这些移民主要来自邻国巴拉圭和玻利维亚。哥伦比亚
是迁入移民人数第二多的国家，智利排在第三位。

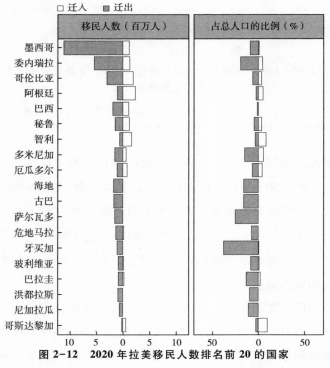

图 2-12　2020 年拉美移民人数排名前 20 的国家

资料来源：International Organization for Migration，"World Migration Report 2022," https：//publications. iom. int/books/world-migration-report-2022.

如图 2-12 右侧所示，就迁出移民占总人口的比例而言，牙买加的迁出移民所占比例最高，其次是萨尔瓦多和委内瑞拉。就迁入移民占总人口的比例而言，哥斯达黎加的迁入移民占其总人口的比例最高（10%），智利排在第二位。

5. 北美

北美的人口迁移主要是其他区域国家移民的迁入，且美国是主要迁入国。图 2-13 展示了 1990~2020 年北美人口的国际迁移情况。

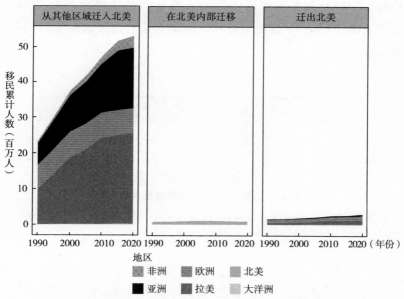

图 2-13　1990~2020 年从其他区域迁入北美、在北美内部迁移、迁出北美的移民人数

资料来源：International Organization for Migration，"World Migration Report 2022,"https：//publications. iom. int/books/world-migration-report-2022。

左侧的图展示了从其他区域迁入北美的移民人数。截至 2020 年，来自不同区域国家的近 5900 万移民迁入了北美。自 2015 年以来，这一数字增加了约 300 万。截至 2020 年，这些移民大多来自拉美（约 2600 万人），其次是亚洲（约 1800 万人）和欧洲

（约 700 万人）。在过去 30 年（1990~2020 年）里，由于北美的经济增长和政治稳定，拉美和亚洲迁入北美的移民人数持续增长。

　　中间的图展示了在北美内部迁移的移民人数，右侧的图展示了迁出北美的移民人数。与从其他区域迁入人口相比，在北美内部迁移和迁出北美的移民人数非常少。2020 年，迁出北美的移民（约 300 万人）比在北美内部迁移的移民（约 100 万人）数量更多。

　　具体到国家来看，如图 2-14 所示，2020 年，美国是世界上迁入移民最多的国家。在北美，86% 以上的迁入移民生活在美国。然而，2020 年加拿大的迁入移民占总人口的比例（超过 21%）高于美国（15%）。与美国相比，加拿大迁出移民占总人口的比例也更高。

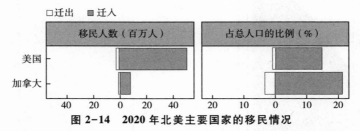

图 2-14　2020 年北美主要国家的移民情况

资料来源：International Organization for Migration, "World Migration Report 2022," https://publications.iom.int/books/world-migration-report-2022。

6. 大洋洲

　　图 2-15 展示了 1990~2020 年大洋洲人口的国际迁移情况。

　　左侧的图展示了从其他区域迁入大洋洲的移民人数。2020年，有近 800 万移民迁入了大洋洲。这些移民主要来自亚洲和欧洲。从 1990 年到 2020 年，来自亚洲的移民人数持续增长，而来自欧洲的移民人数则保持相对稳定。

　　中间的图展示了在大洋洲内部迁移的移民人数，右侧的图展示了迁出大洋洲的移民人数。过去 30 年（1990~2020 年）中，在大洋洲内部迁移的人数略有增长。迁出大洋洲的移民主要居住

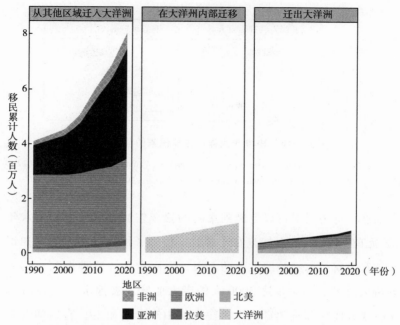

图 2-15　1990～2020 年从其他区域迁入大洋洲、在大洋洲内部迁移、迁出大洋洲的移民人数

资料来源：International Organization for Migration，"World Migration Report 2022，" https：//publications. iom. int/books/world-migration-report-2022。

在欧洲和北美。

　　具体到国家来看，如图 2-16 所示，大洋洲多数国家的人口迁移情况并不平衡，要么是净迁入国，要么是净迁出国。大洋洲的绝大多数迁入移民居住在澳大利亚和新西兰。澳大利亚和新西兰的迁入人口占其总人口的比例很高，分别约为 30% 和 29%。而与本国总人口相比，萨摩亚和斐济的迁出移民占比很高，迁入人口所占比例很低。它们的迁出人口主要前往新西兰和澳大利亚。

二　中国的国际人口迁移与流动

　　中国的国际人口迁移及流动源远流长。通过考察史籍，我们

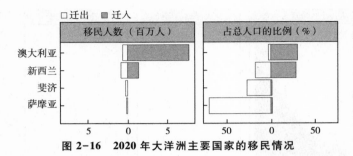

图 2-16　2020 年大洋洲主要国家的移民情况

资料来源：International Organization for Migration，"World Migration Report 2022," https：//publications. iom. int/books/world-migration-report-2022。

发现这一行为最早可以追溯到秦时的徐福东渡。秦始皇二十八年（公元前 219 年），秦始皇在巡游时，接到了徐福等精通航海知识并具有丰富航海经验的方士的上书，说海中有"三神山"，于是，秦始皇派出了一支多达 3000 人的庞大船队，去探求"三神山"。在航线方面，部分学者认为，徐福从山东半岛出发，直达朝鲜半岛南部济州岛，然后经济州岛向东到日本；另一些学者认为，徐福一行人由山东半岛西北部沿岸而行，先南后东，最后到达日本。[①] 那一时期的国际人口迁移与流动以探险、政治流亡、朝贡、僧侣取经弘法等偶然性的活动为主，开拓了最初的中外交往路线。

隋唐以后，随着海上贸易和丝绸之路的兴盛，中外交往更加频繁。高丽、新罗、百济、日本、泥婆罗（现为尼泊尔）、骠国（现为缅甸）、赤土（现为泰国）、真腊（现为柬埔寨）、室利佛逝（现为印度尼西亚苏门答腊）、诃陵（现为印度尼西亚爪哇）、天竺（现为印度及周边地区）、狮子国（现为斯里兰卡）、大食（现为阿拉伯）、波斯（现为伊朗）等国都与唐朝有广泛的经济文化交流。各国使节、贵族、商人、学者、艺术家、僧侣、旅行

---

① 金洪培、冯英盾：《叙述与记忆：朝鲜半岛文人的徐福东来记事研究》，《史学集刊》2022 年第 2 期。

者，人数众多，不断来到唐朝，唐朝的使臣、僧侣、商人也不绝于途。亚非地区和唐通使交好的国家有 70 多个。举例来说，从贞观年间开始，日本先后派遣了 13 次"遣唐使"到唐朝，每次派遣的使团规模都很大，最多的时候达到了 600 人。留学生和留学僧跟随使团到达中国，使团回日本时，留学生（僧）们则留下来学习中国文化。除了亲自到中国来学习文化之外，日本还积极邀请中国人前往日本传授知识。唐天宝元年（742 年），鉴真应日本僧人邀请，先后 6 次东渡，历尽千辛万苦，终于在公元 754 年到达日本。他留居日本 10 年，坚持不懈地传播唐朝多方面文化成就。他带去了大量书籍文物，讲授佛学理论，传播博大精深的中国文化，提高了日本佛学、医学、建筑和雕塑水平，受到中日人民和佛学界的尊敬。

到了明末清初，"海禁"的实施，使靠海吃海的渔民的生计陷入困境之中，反而使沿海出现了一定规模的集体迁移。他们迁移有多个目的地，一部分人直接渡过台湾海峡，移居到台湾岛；一部分人则驾船沿海岸线南下，迁移至广东、广西、海南等地；还有一部分人迁移到了东南亚地区，成为海外华侨。

鸦片战争后，西方列强一手操纵和导演的"苦力贸易"使成千上万"契约华工"漂洋过海，中国人口的国际迁移达到了高潮。这些劳工主要被运往南洋（明清时期对东南亚一带的称呼）、美国和拉美。1800~1940 年，海峡殖民地和马来联邦入境华工累计约 1000 万人次，这些南洋华工对马来西亚和荷属东印度各岛的开发做出了不可磨灭的贡献和惨痛的牺牲。同样地，1849~1882 年，赴美华工累计达 30 万人，对开发美国西部和修建横贯美国东西部的大铁路做出了贡献。1847~1874 年，从中国掠往拉美的劳工达 50 万人，主要运往了古巴、秘鲁等国。

20 世纪二三十年代，中国人口的国际迁移持续发展，一直到中华人民共和国成立后才告一段落。中华人民共和国成立以后，由于当时特殊的历史条件，人口的国际迁移数量很少。同时由于资料缺乏，人口学界并没有对此做系统描述和研究。

20世纪70年代末，中国实行了对外开放的政策，中国与世界各国的交往日益增多，许多人通过亲属团聚、留学、劳务输出和婚姻等途径，不断向国外迁移，人数日益增多，流速逐渐加快，形成了中国人移居国外的新浪潮。同时，中国悠久的历史文化、高速发展的经济和巨大的市场也吸引了大批的国外游客和商人。

改革开放以来的中国国际人口迁移与流动情况开始有人口普查数据、联合国移民存量估计数据、各政府部门的数据作为支撑，下面让我们从"迁入"和"迁出"两方面来了解一下这段时期的国际人口迁移与流动情况。

人口迁入

根据2017年联合国移民存量估计数据，迁入中国的国际移民数量从1990年的37.6万人增加到2017年的100.0万人。其间中国国际移民存量的增长速度超过了全球国际移民平均水平（1.9%）。第六次全国人口普查数据显示，外籍人口迁入以学习为主要目的的，占25.9%；第二是就业，占22.7%；第三是商务，占18.3%。除此之外，以其他原因、定居和探亲为目的的来华外籍人口分别占12.8%、10.8%和9.5%。第七次全国人口普查数据显示，2010~2020年，居住在我国的外国居民数量不断增加。2020年，共有84.57万外国人居住在中国（台湾数据未统计，下同），比10年前（59.38万人）增加了约25万人，增幅为42.42%。

国家移民管理局成立于2018年4月，在此之前，中国没有专门机构负责国际移民，在华外籍人士和境外人口的管理、服务和统计分属不同职能部门。当时，如果想要知道某一类别的国际人口迁移信息，只能从不同部门的外籍或境外人口统计数据中获取。根据教育部公布的在华留学生情况，我们可以了解到每年以学习为目的迁入中国的人口数量。2000~2016年，在华留学生人数大幅增长,从 52150 人增长到了 442773 人,年均增长率为 14%。留学生既包括留华 6 个月及以上的长期留学生,也包括留华 6 个月以内的短期留学生,其中长期留学生数量大约占留学生总数的 70%。这些留学生主要来自亚洲国家,其次是欧洲和美洲,来自非洲和大洋洲的留学生数量相对较少。从人力资源和社会保障部公布的境外人员持就业许可(证)在华工作人数中,可以得到以工作为目的来华的移民数量及变化趋势。2006 年,有 18 万外国人持就业许可(证)在中国工作。这一数字在之后逐年增长,2012 年达到峰值(24.64 万人)后略有下降。2016 年末,仍有 23.5 万外国人持就业许可(证)在华工作。

从中国国际迁移人口的来源地分布来看,输入到中国的移民主要来自亚洲、拉美和北美主要国家。其中,来自亚洲国家的移民最多,来自拉美国家移民的规模增长最快,有望成为仅次于亚洲国家的中国国际移民来源地。1990~2013 年,亚洲国家中,东亚和东南亚部分国家的移民规模占比始终高于 50%,是中国国际移民的主要来源地。2000 年以来,部分来自拉美、北美国家的移民规模增长迅速,成了除亚洲之外的重要移民来源地。1990 年以来,在中国国际移民来源国中,来自韩国的移民规模最大,其次是菲律宾和巴西;来自秘鲁和巴西的移民增长速度最快。

人口迁出

1982 年和 1990 年的人口普查都对"原住本县、市,现在国外工作或学习,暂无户口"的人进行了调查。统计结果表明,1982 年 7 月 1 日中国大陆"原住本县、市,现在国外工作或学习,暂无户口"的人有 56930 人,占总人口的 0.0057%。到 1990 年,达到了 23.71 万人,占总人口比重的 0.02%。其中,男性 15.55 万人,占 66%;女性 8.16 万人,占 34%。这些人主要来自上海、北京、福建、广东。另据公安部门统计,从 1979 年到 1990 年的 12 年间,经公安部门批准因私出国的人数为 136 万人,年均 11 万多人，其中 80 多万为移民，自费出国留学的人数约 14 万人。这时候中国出国人员以青壮年为主，大多集中在 20~34 岁。他们具备较高的文化素质，文化程度多为大学及以上。从地区来看，北京的出国人员以赴国外深造为主，上海的出国人员以赴国外深造和攻读语言学校为主，福建、广东的出国人员则以"打洋工"为主。因为北京、上海是全国高校聚集地，而福建和广东是侨乡，具有海外华侨的社会基础。

根据 2017 年联合国移民存量估计数据，迁出中国的移民从 1990 年的 422.8 万人增加到 2017 年 996.2 万人，在全球国际移民中的占比从 2.77% 提高到了 3.92%。中国人口的国际迁出增长水平不仅远高于全球移民增长的平均水平，也超过了中国人口的国际迁入水平。1990 年，中国在全球国际迁出国家和地区中排名第六位，2000 年以后一直排名第四位。

20 世纪 90 年代初，中国国际移民输出目的地主要是北美、东亚、南亚、东南亚等地的国家。但近年来，北美、欧洲、大洋洲以及东亚等地的国家逐渐占据了主导地位，赴东南亚、南亚等国家的人数大幅降低。北美、东亚的国家一直是中国移民迁出的重要目的地。2000 年以来，流向大洋洲国家的移民数量增长较快，与此同时，流向欧洲国家的中国移民规模也呈扩张趋势，输出到东南亚、南亚部分国家的中国移民数量大幅减少。美国是中国输出移民规模最大的目的地国，但近年来，中国流向韩国、泰国、西班牙、新西兰的移民规模增速较快。2017 年，中国内地在美国、韩国、加拿大、日本和澳大利亚五个国家的移民数量达到 496.3 万人，占中国迁出移民数量的 50%。如果不包括前往港澳的境外移民，迁往这五个国家的人数占到中国迁出移民数量的 67.1%。①

① 庞丽华：《国际人口迁移的概念和测量——兼论中国国际人口迁移趋势》，《人口与发展》2018 年第 1 期；陈红艳等：《中国国际人口迁移的空间格局及影响因素》，《人口与发展》2016 年第 6 期。

第二节 国内人口流动的基本概况

本节主要介绍排除了跨国流动人口之后的国内人口流动情况。首先回顾国内人口流动的历史，然后对现阶段的人口流动特点进行总结和分析。

一 中国人口流动的历史过程及特征

新中国成立以来，平均每年国内市、县、镇的流动人口总量都在 2000 万人以上，不同时期的流动人口数量随着政治、经济形势发展的不同而有较大的变化。其间的变动大致可以划分为以下五个阶段。

第一阶段（1954~1960 年）。该阶段是人口流动量最大，也是人口流动持续增长阶段。1954 年，国内人口迁入、迁出数量为2200 万人，到 1960 年增长为 3300 万人。1960 年也成为新中国成立以来人口流动数量最高的年份。这一时期的人口流动数量如此庞大，主要是因为"一五"时期大规模经济建设以及"大跃进"优先发展工业的政策，国家有计划地将沿海和工业布局密集地区的工厂迁往西北、西南和一些边疆省区，大批职工以及职工家属随迁。同时还有大量农民进入新建的矿山工厂务工，从农村流向了城市。

第二阶段（1961~1965 年）。该阶段是人口流动大幅度下降阶段。从 1961 年开始，流动人口骤然下降，迁出、迁入人口从1960 年的 3300 万人骤降为 1961 年的 1900 万人，到 1965 年下降为 1500 万人，这是由于三年困难时期以及国家经济发展进入调整阶段，工矿企业吸收职工速度放慢。加上国家对城市人口规模采取严格控制的政策，人口流动数量大幅度下降。

第三阶段（1966~1976 年）。该阶段是人口流动的低谷阶段。

1966 年流动人口下降到 1400 万人，1967~1969 年下降到 500 万~
600 万人，达到新中国成立以来的最低点。1970~1976 年，人口
流动数量维持在 1500 万~1600 万人，这是由于"文化大革命"
打破了正常的社会秩序，影响了正常的人口流动。其间发生流动
的主要是知识青年上山下乡，干部下放农村接受再教育。

第四阶段（1977~1983 年）。该阶段是人口流动平稳增长时
期。这一阶段，人口流动数量一直保持在 1400 万~2300 万人，
1978~1979 年，由于大批下放干部返回和部分知识青年回城，人
口流动数量有所回升。虽然工业企业生产稳步增长，但政府继续
实行严格控制城市人口规模的政策（1981 年《关于严格控制农
村劳动力迁向城市和农业人口转为非农业人口的通知》），并未
使流动人口大规模、大幅度增加，人口流动发展较为平稳。

第五阶段（1984 年至今）。该阶段是人口流动高度活跃的阶
段。随着国家经济体制由计划经济体制向市场经济体制转变，户
籍制度被弱化，人口流动抛开了原有的束缚。1984 年《国务院关
于农民进入集镇落户问题的通知》放宽了农民进城的标准，由此
带来对整个人口流动控制的松动，人口流动规模日益扩大。1990
年全国流动人口为 2135 万人，占全国人口的 1.89%。五年后流
动人口增加了 2 倍多，达到 7073 万人，占比提高到 5.86%。
2000 年，国家出台了《关于促进小城镇健康发展的若干意见》，允
许小城镇对有合法固定住所、稳定职业或生活来源的农民给予城镇
户口，开始放松对农民落户小城镇的限制，此后流动人口规模迅速
增加。2000 年流动人口为 1.21 亿人，2005 年和 2010 年分别增长
到 1.47 亿人和 2.21 亿人。2020 年第七次全国人口普查数据显
示，我国流动人口总量为 3.76 亿人，占全国人口的 26.63%[①]，

---

① 全国人口是指中国大陆 31 个省、自治区、直辖市和现役军人的人口，不包括
居住在 31 个省、自治区、直辖市的港澳台居民和外籍人员。2020 年全国人
口为 14.12 亿人。

这意味着当前每 4 个中国人中就有 1 个是流动人口。

由上述分析可见，中国人口流动变动呈现以下特征。

第一，从受政治运动影响的政治型流动转变为以经济影响为主要因素的效益性流动。

第二，流动数量从不规则动荡向平稳上升阶段发展，随着经济的进一步发展，流动的规模和速度仍然会继续增长。

第三，流向由受政策影响的城乡双向移动，转变为以农村流向城市、城市流向城市为特征的单向流动。

第四，由封闭性、指令性的流动向开放性、自主性的人口流动转变。①

二　中国现阶段人口流动情况分析

2020 年，我国开展了第七次全国人口普查。这次人口普查的数据揭示了国内人口流动的新情况和新特点。

（一）现阶段人口流动概况

第七次全国人口普查显示，全国人口中，人户分离人口②为 4.93 亿人，其中，市辖区内人户分离人口③为 1.17 亿人，流动人口④为 3.76 亿人。流动人口中，跨省流动人口为 1.25 亿人，省内流动人口为 2.51 亿人；流向城镇的流动人口为 3.31 亿人，其中从乡村流向城镇的人口为 2.49 亿人，从城镇流向城镇的人口为 0.82 亿人。

---

① 《跨世纪的中国人口》（全国卷）编委会编著《跨世纪的中国人口》，中国统计出版社，1994。

② 人户分离人口是指居住地与户口登记地所在的乡镇街道不一致且离开户口登记地半年以上的人口。

③ 市辖区内人户分离人口是指一个直辖市或地级市所辖的区内和区与区之间，居住地和户口登记地不在同一乡镇街道的人口。

④ 这里的流动人口指人户分离人口中扣除市辖区内人户分离的人口。

与 2010 年第六次全国人口普查相比，本次人口普查中，人户分离人口增加 2.31 亿人，增长 88.17%[1]；市辖区内人户分离人口增加 0.77 亿人，增长 192.5%；流动人口增加 1.54 亿人，增长 69.37%；从乡村流向城镇的人口增加 1.06 亿人，增长 74.13%。[2]

从地区来看，东部地区吸纳跨省流动人口 0.92 亿人，占比达到 73.6%，中部地区吸纳 955 万人，占比 7.64%。西部地区吸纳 0.19 亿人，占比 15.2%，东北地区吸纳 468 万人，占比 3.74%。[3]

（二）现阶段人口流动特点

将上述数据与之前的人口普查数据进行比较，我们能够总结出现阶段国内人口流动的主要特点，在把握好这些特点的基础上制定政策尤为关键。

1. 人口流动趋势更加明显，流动人口规模进一步扩大

第七次全国人口普查数据显示，2020 年我国人户分离人口有 4.93 亿人，约占全国总人口的 34.92%（见图 2-17）。2010~2020 年，人户分离人口数量增长了 88.17%。人户分离人口的所占比例之高、增速之快，远超我们的预期。其中，2020 年流动人口有 3.76 亿人，占总人口的 26.63%（见图 2-17），相当于全国有 1/4 的人口处于流动状态。与 2010 年相比，2020 年流动人口规模增加了 1.54 亿人，增长 69.37%。说明在过去 10 年间，国内的人口流动更加活跃，流动人口规模进一步扩大。而且，这里的流动人口没有包括普查登记时间范围内的户籍迁移人口和 5 年间

---

① 为行文方便，本书对冗长数据进行了简化处理，这可能会影响某些计算结果的精度，但由于相差极小，故不追求与原文出处完全一致。

② 《第七次全国人口普查公报（第七号）》，国家统计局网站，http://www.stats.gov.cn/tjsj/tjgb/rkpcgb/qgrkpcgb/202106/t20210628_1818826.html；《国务院新闻办就第七次全国人口普查主要数据结果举行发布会》，中国政府网，http://www.gov.cn/xinwen/2021-05/11/content_5605842.htm。

③ 周皓：《中国人口流动模式的稳定性及启示——基于第七次全国人口普查公报数据的思考》，《中国人口科学》2021 年第 3 期，第 28~41 页。

流出并再次返回户籍地的人口。如果加上这两种情况，人口迁移与流动的规模会更大。①

2. 市辖区内人户分离规模巨大，城市内部人口流动性显著增强

2020 年，市辖区内人户分离人口达到 1.17 亿人，占全国总人口的 8.29%（见图 2-17）。与 2010 年的 0.40 亿人相比增加了 0.77 亿人，增长率达到了惊人的 192.5%，远高于流动人口 69.37% 的增长率。如果仅按照城市人口口径（9.02 亿人）计算，市辖区内人户分离人口占城市人口的 12.97%，相当于城市里每 8 个人中就有 1 个属于人户分离人口。

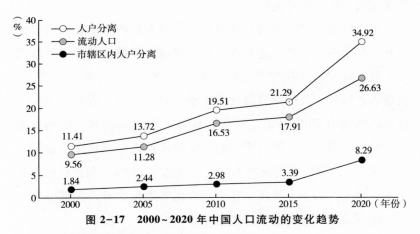

图 2-17　2000~2020 年中国人口流动的变化趋势

注：图中数字为该类人口占全国总人口的比例。

资料来源：周皓《中国人口流动模式的稳定性及启示——基于第七次全国人口普查公报数据的思考》，《中国人口科学》2021 年第 3 期。

具体到省级行政区而言，辽宁、吉林、湖北、陕西、宁夏等省份人户分离人口占常住人口比重相对突出，均在 10% 以上。4

---

① 程梦瑶、段成荣：《迁徙中国形态得到进一步确认》，《人口研究》2021 年第 3 期；周皓：《中国人口流动模式的稳定性及启示——基于第七次全国人口普查公报数据的思考》，《中国人口科学》2021 年第 3 期。

个直辖市市辖区内人户分离的情况则更加普遍。2010 年，北京、上海、天津市辖区内人户分离人口占常住人口比重已经达到10%；2020 年，天津、重庆市辖区内人户分离人口占常住人口比重更是达到了 21.2% 和 25.9%（上海和北京数据尚未公布）。①

3. 大多数人口选择省内近距离流动

2020 年，省内流动人口为 2.51 亿人，占全部流动人口的66.76%，与 2010 年相比增加了 1.16 亿人，增长率为 85.93%；跨省流动人口为 1.25 亿人，占全部流动人口的 33.24%，与 2010年相比增加了 0.39 亿人，增长率为 45.35%。由此可见，大约2/3 的流动人口都选择在省内近距离流动，且省内流动人口的增长速度快于跨省流动人口。

各个省份的省内流动人口与省际流动人口的水平存在明显的差异。东南沿海经济发达省份的省内流动人口数量较少，省际流动人口数量较多。2020 年，除浙江、广东、江苏、新疆、海南、福建等省区外，其他省份的省内流动人口占省内、省际总流动人口的比例都在 70% 以上。其中，甘肃、广西、吉林、四川、贵州、安徽、黑龙江、河南等省份的省内流动人口占比更是达到了85% 以上，河南的省内流动人口占比高达 93.99%。与此同时，除四川、湖北、山东、陕西、辽宁、海南等省份之外，大部分省份的省内流动人口相对比重都呈上升趋势。②

4. 人口流动的方向仍以乡城流动为主，城城流动规模不断扩大

2020 年，流向城镇的流动人口为 3.31 亿人，占整个流动人口的比重达到 88.03%，说明绝大部分人口流向了城镇。其中乡

---

① 《第七次全国人口普查公报（第七号）》，国家统计局网站，http：//www. stats. gov. cn/tjsj/tjgb/rkpcgb/qgrkpcgb/202106/t20210628_1818826. html。
② 陆杰华、林嘉琪：《高流动性迁徙的区域性特征、主要挑战及其战略应对——基于"七普"数据的分析》，《中共福建省委党校（福建行政学院）学报》2021 年第 6 期。

城流动人口（从乡村流向城镇的人口）达 2.49 亿人，占全部流动人口的 66.22%；城城流动人口（从城镇流向城镇的人口）达 0.82 亿人，占全部流动人口的 21.81%。就增速而言，2010~2020 年，我国乡城流动人口增长了 74.13%，城城流动人口增长了 90.70%，城城流动人口增速明显快于乡城流动人口增速（见图 2-18）。

尽管乡城流动仍是流动人口增长的主导驱动力，但是城城流动作为后发的新型流动形式，其绝对规模的迅速扩大值得关注。城城流动人口快速增长，一方面源于城市内部发展不均衡，越来越多的城市（镇）人口参与到流动中来；另一方面源于通过市民化渠道转变为城市（镇）市民的原有流动人口继续保持流动的状态。流动人口这一重要结构性变化，要求我们对流动人口的关注重心从以往只关注农业转移人口转向关注更大范围的流动人口，及时填补对城城流动人口及由此引发的城市留守人口的关注空白点。①

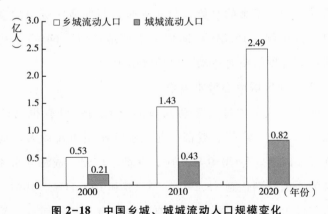

图 2-18　中国乡城、城城流动人口规模变化

---

① 陆杰华、林嘉琪：《中国人口新国情的特征、影响及应对方略——基于"七普"数据分析》，《中国特色社会主义研究》2021 年第 3 期；程梦瑶、段成荣：《迁徙中国形态得到进一步确认》，《人口研究》2021 年第 3 期。

5. 人口主要向东南沿海地区集聚，但西部地区展现出了一定的人口吸引力

2020 年，中国的省际流动人口中有 0.92 亿人流入东部地区，0.19 亿人流入西部地区，955 万人流入中部地区，468 万人流入东北地区。流入东部地区的省际流动人口占所有省际流动人口的 73.6%，说明中国人口流动仍然以东部地区为主要流入地。具体来说，在 1.25 亿省际流动人口中，有 6660 万人聚集在粤浙苏沪 4 省（市），占比 53.28%。其中，广东 2962 万人、浙江 1619 万人、上海 1048 万人、江苏 1031 万人，意味着每 2 个跨省流动人口中至少有 1 个流入上述 4 省（市），每 4 个跨省流动人口中有 1 个流入广东省。并且，与 2010 年相比，广东、浙江、江苏成为 10 年间新增人口最多的 3 个省，这 3 个省均地处东南沿海。2020 年，各省人口规模排名中，江苏（8475 万人）首次超过四川（8367 万人），浙江（6457 万人）首次超过安徽（6103 万人），福建（4154 万人）首次超过陕西（3953 万人），充分说明了人口向东南沿海地区聚集的趋势。与此同时，西部地区吸引的省际流动人口所占比例（15.2%）远高于中部地区（7.64%），初步显示出西部大开发战略对流动人口的吸引力。①

6. 人口向区域中心城市聚集

在同一个城市内部，流动人口的分布仍然具有很高的集中度。深圳、上海、广州、成都、北京这 5 座城市流动人口规模都在 840 万人以上。与 2010 年相比，深圳、广州、成都 3 市流动人口规模的增幅分别达到 51.29%、73.1% 和 102.41%。其中，成都取代东莞成为流动人口规模排名前 5 的城市。相较而言，受人口

---

① 周皓：《中国人口流动模式的稳定性及启示——基于第七次全国人口普查公报数据的思考》，《中国人口科学》2021 年第 3 期；陆杰华、林嘉琪：《高流动性迁徙的区域性特征、主要挑战及其战略应对——基于"七普"数据的分析》，《中共福建省委党校（福建行政学院）学报》2021 年第 6 期。

控制政策规划影响的北京和上海，流动人口增幅只有 8.48% 和 9.05%。除上述城市外，绝大部分省会城市吸纳本省流动人口的比例在 10%～25%。其中，武汉吸纳本省流动人口的比例达 30%，长春、成都、西安、西宁的比例则都在 40% 以上。

同时，省际流动人口比省内流动人口聚集程度更高。以广东、湖北、四川、陕西等省份为例。广东 2962 万跨省流动人口中，有 1936 万流入了广州和深圳，占比 65.36%；湖北 225 万跨省流动人口中，有 125 万进入武汉，占比 55.56%；四川 259 万跨省流动人口中，有 149 万流入成都，占比达 57.53%；陕西省 193 万跨省流动人口中，有 135 万流入西安，占比 69.95%。①

① 陆杰华、林嘉琪：《高流动性迁徙的区域性特征、主要挑战及其战略应对——基于"七普"数据的分析》，《中共福建省委党校（福建行政学院）学报》2021 年第 6 期。

第三章　健康与疾病

　　健康与疾病是生物医学中最基本的概念，被用来描述人类个体生命过程中的不同状态：在致病因素的作用下，人体内、外环境的相对平衡状态受到破坏，健康机体的结构、功能与代谢发生改变，疾病随之产生。[①] 随着经济社会不断发展、医疗科技日益进步，人们逐渐认识到人是生物、心理和社会的综合体，健康与疾病不仅是生物学现象，同时也是社会文化现象，"无病即健康""健康就是无病、无伤、无残"的观念显然不再适用。当前，健康与疾病是个人和社会普遍关注的重要议题。在个人层面，身心健康是一个人能够高效工作、正常社交和享受生活的基础条件；在社会层面，一旦出现如新冠肺炎等新发传染病流行，正常社会秩序将被扰乱甚至陷入混乱。诚然，无论时代如何变化、经济社会如何发展，避免疾病、增进健康都是每个人最基本、最朴素的愿望，关于健康与疾病的讨论仍将继续。

第一节　健康及其相关概念

　　我们很熟悉"健康"这个名词，但对其概念不太容易把握，美国微生物学家杜博斯（René Jules Dubos）将对健康的认识比喻

[①]　马建辉、闻德亮主编《医学导论》，人民卫生出版社，2018，第116页。

为观看一场海市蜃楼：从远处看，健康是再清楚不过的概念，但当我们走近它并试图对其定义时，却发现它是看不见、摸不着的。[1] 事实上，人们对健康的认识与实践一直伴随着人类文明的发展，不同历史时代、文化传统、外部环境和条件使人们形成了不同的健康观。多样化的健康观使得健康概念不断发展、丰富和完善，并衍生出亚健康、大健康等新概念，我们可以从这些概念中探寻"健康究竟是什么"。

一　健康

（一）传统健康观的历史演变

早在 3000 年前，《尚书·洪范》就记录了古人对健康的认识："五福：一曰寿，二曰富，三曰康宁，四曰攸好德，五曰考终命。"其中"康"指身体健康，"宁"指心神安宁，"康宁"一词即表示身心健全之意，包括生理和心理两个方面。[2] 从传统医学典籍来看，我国古代医学典籍中未曾直接提及"健康"一词，现存最早的中医学著作《黄帝内经》中将身体无病之人称为"平人"，涉及"平人"的经文共有 7 篇。[3]

《素问·平人气象论》："人一呼脉再动，一吸脉亦再动，呼吸定息脉五动，闰以太息，命曰平人。平人者，不病也。"[4] "平人之常气禀于胃，胃者，平人之常气也，人无胃气曰逆，逆者死。"[5]

---

① R. J. Dubos, *Mirage of Health: Utopias, Progress, and Biological Change (new edition)*, New Brunswick: Rutgers University Press, 1988.
② 倪红梅等：《中西方健康概念演变史的探析及启示》，《南京中医药大学学报》（社会科学版）2014 年第 2 期，第 79~83 页。
③ 郑清珍：《〈黄帝内经〉"平人"思想研究》，硕士学位论文，福建中医药大学，2017。
④ 田代华整理《黄帝内经素问》，人民卫生出版社，2017，第 32 页。
⑤ 田代华整理《黄帝内经素问》，人民卫生出版社，2017，第 33 页。

《素问·调经论》："阴阳匀平，以充其形，九候若一，命曰平人。"①

《素问·金匮真言论》："夫精者，身之本也。故藏于精者，春不病温。夏暑汗不出者，秋成风疟。此平人脉法也。"②

《灵枢·寿夭刚柔》："平人而气胜形者寿。"③

《灵枢·终始》："所谓平人者不病，不病者，脉口人迎应四时也，上下相应而俱往来也，六经之脉不结动也，本末之寒温之相守司也，形肉血气必相称也，是谓平人。"④

《灵枢·禁服》："寸口主中，人迎主外，两者相应，俱往俱来，若引绳大小齐等。春夏人迎微大，秋冬寸口微大，如是者名曰平人。"⑤

《灵枢·平人绝谷》："平人则不然，胃满则肠虚，肠满则胃虚，更虚更满，故气得上下，五脏安定，血脉和利，精神乃居。"⑥

从以上经文中可以看出，《黄帝内经》从脉象、形气血肉等方面描述了平人的特征：平人者不病，阴阳匀平，九候若一，形气血肉相称，五脏安定，血脉和利，精神乃居。结合整部经文来看，《黄帝内经》所论健康之人的特征主要表现在五个方面：一是形体结构，表现为发育良好、体格健壮、体型匀称、体重适当、面色润泽、须发润泽、肌肤致密；二是功能状态，表现为双目有神、双耳聪敏、食欲正常、食量适中、睡眠正常、排便正常、脉象正常；三是心理状态，表现为乐观豁达、意志坚强、处事谦和、情绪稳定；四是活动能力，表现为精力充沛、耐力较

① 田代华整理《黄帝内经素问》，人民卫生出版社，2017，第112页。
② 田代华整理《黄帝内经素问》，人民卫生出版社，2017，第7页。
③ 邢汝雯编著《黄帝内经·灵枢篇》，华中科技大学出版社，2017，第45页。
④ 邢汝雯编著《黄帝内经·灵枢篇》，华中科技大学出版社，2017，第57页。
⑤ 邢汝雯编著《黄帝内经·灵枢篇》，华中科技大学出版社，2017，第221页。
⑥ 邢汝雯编著《黄帝内经·灵枢篇》，华中科技大学出版社，2017，第164页。

强、动作协调；五是适应能力，表现为能够较好地适应自然和社会环境，应对疾病损害。① 同时，《灵枢·本脏》中还论述了健康的标准："是故血和则经脉流行，营复阴阳，筋骨劲强，关节清利矣；卫气和则分肉解利，皮肤调柔，腠理致密矣；志意和则精神专直，魂魄不散，悔怒不起，五脏不受邪矣；寒温和则六腑化谷，风痹不作，经脉通利，肢节得安矣，此人之常平也。"② 总结起来就是"天人和""血气和""意志和"，这也是中医学对健康本质的理解，即个体生理、心理、社会和环境的和谐统一与安适康宁。③

在西方社会，"health"一词源于公元1000年的盎格鲁-撒克逊（Anglo-Saxon）时期，与"神圣"（holy）同源，本义为强壮（hale）、健全（soundness）和完整（wholeness）。④ 西方文明起源于古希腊，希腊语中表达"健康"的术语多达700余种，皆指向"良好健康"（good health）、"疗愈"（healing）之意。⑤ 古希腊时期（公元前5世纪~公元前4世纪），希波克拉底（Hippocrates）提出的"四体液学说"极大地推动了人们对健康的认识："人体内有血液、黏液、黄胆液和黑胆液，这些要素决定了人体的性质。人体由此而感受到痛苦，由此而赢得健康。当这些要素的量和能互相适当结合，并且充分混合时，人体便处于完全健康状态。"⑥ 同时，该理论认为每种体液都与特定的季节相关（如血液

①　何林熹等：《〈内经〉"平人"特征的探讨》，《中医药临床杂志》2016年第5期，第604~606页。

②　邢汝雯编著《黄帝内经·灵枢篇》，华中科技大学出版社，2017，第211~212页。

③　王琦：《中医健康三论》，马晓峰整理，中国中医药出版社，2012，第3~17页。

④　范崇峰、卞雅莉：《"健康"名义考》，《中医药文化》2018年第6期。

⑤　J. Jouanna, *Hippocrates*, Trans by M. B. DeBevoise, Baltimore: Johns Hopkins University Press, 1999, p. 323.

⑥　《希波克拉底文集》，赵洪钧、武鹏译，中国中医药出版社，2007，第210页。

与春天、黄胆液与夏天、黑胆液与秋天、黏液与冬天），因而需要根据季节等外部环境变化调整生活方式，以中和环境对身体的影响。归结而言，体液理论认为健康是人体与周围环境达到一种相对平衡状态的结果，体现了整体性的健康观。①

随着希腊文明悄然接近尾声，世界历史的中心逐渐转移到地中海对岸的古罗马。古罗马时代的盖伦（Claudius Galenus）被认为是继希波克拉底之后最伟大的医者，他在继承希波克拉底健康观的基础上提出符合自然即健康的观点。② 从这一观点出发，便可从两方面对"健康"进行定义：一是从功能或生理意义上，身体的功能与自然一致；二是基于结构或解剖学原理，机体的器官构成是符合自然的。③ 盖伦认为，健康就是体内各部分要素、特质及体液的平衡，允许所有复杂的部分，以"符合自然规律"地运作。④ 此外，盖伦还论述了身体与灵魂之间的关系，指出灵魂的情绪状态（如发怒、恐惧、嫉妒等）可以通过改变体内各种元素、体液及其混合，进而影响人体的健康状态。⑤

罗马帝国的衰亡，拉开了欧洲中世纪（公元 5 世纪~15 世纪）的序幕，持续不断的战争、疾病、灾荒严重阻碍了社会发展、给民众生活蒙上了阴影，宗教对社会文化和民众信仰的掌控，使得科学与医学研究基本陷于停滞。在这一时期，民众的健康观念同时受到以希波克拉底、盖伦为代表的传统医学和宗教思

①　郝树豪：《论希波克拉底的健康观念》，硕士学位论文，陕西师范大学，2017。
②　Galen, *On the Natural Faculties*, Trans by A. J. Brock, Cambridge Mass and London：Havard University Press, 1916, p. 143.
③　Galen, *On Diseases and Symptoms*, Trans by Johnston, Cambridge：Cambridge University Press, 2006, p. 22.
④　Galen, *Method of Medicine*, Volume I：Books 1-4, Trans by I. Johnston, G. H. R. Horsley, Cambridge, MA：Harvard University Press, 2011, p. 93.
⑤　张轩辞：《灵魂与身体：盖伦的医学与哲学》，同济大学出版社，2016，第261~262 页。

想的双重影响，基督教徒普遍认为：灵魂比身体更为高尚，身体是灵魂的外在表现，灵魂健康是身体恢复健康的前提，健康是灵魂纯净与身体健硕的和谐统一。[①]

中世纪晚期，神权不再能笼罩一切，文艺复兴（Renaissance）运动带领西欧社会走出了中世纪的愚昧和黑暗，迎来近代文明的曙光。随着自然科学的快速发展，西方对健康的概念化开始受到人体机械论的影响，如笛卡儿（René Descartes）就认为健康就像是一部功能良好的机器，且人的身体与灵魂是彻底分开的。[②] 因此，没有躯体症状成为健康的常识性定义，这在一部 1905 年的圣经字典中能够得到印证："从 1611 年以后，这个名词（健康）的意义已经被大大地限制了。现在，它只指身体的状态。过去，它还表示灵魂的状态，上帝与全人类的关系。"[③]

17～19 世纪，生理学、病理学和细菌学等现代医学科学理论相继被提出，人们对健康的认识和关注集中到寻找并消除疾病的原因上，生物医学模式下的健康观成为主流。例如，19 世纪中叶"细胞学说"确立之后，人们认为"健康就是生物学上的适应，机体处于内稳定状态"[④]；1873 的某词典将健康解释为"免于疾病"（freedom from sickness）。[⑤] 同时，19 世纪心理卫生运动的兴起，使得心理、精神健康开始受到关注，这一时期的精神分析学家西格蒙德·弗洛伊德认为：只有本我、自我和超我三者间相互

---

① J. Ziegler, *Medicine and Religion c. 1300: The Case of Arnau de Vilanova*, Oxford: Oxford University Press, 1998, p. 81.

② 李珅：《灵魂的陨落与身体的解放——试寻笛卡尔身心观之文艺复兴渊源》，《同济大学学报》（社会科学版）2018 年第 5 期，第 8～20 页。

③ *A Dictionary of the Bible*, Edinburgh: T. & T. Clark, 1905.

④ 王明旭、赵明杰主编《医学伦理学》（第 5 版），人民卫生出版社，2018，第 54 页。

⑤ 江东亮：《什么是健康呢？》，台湾《公共卫生杂志》1982 年第 1 期。

协调、保持平衡，人才会健康发展。① 进入 20 世纪，健康是由生理和心理两部分构成的观点开始被普遍接受，1901 年的词典 *A New English Dictionary on Historical Principles* 将健康解释为 "身体健全的状态；在这种状态下身体功能正常，能够有效地运作；精神、道德或心理上是健全或美好的"。②

另外，社会医学的发展使人们意识到生物医学模式下对健康的看法忽视了人的社会性，需要一种新的健康观来指导健康实践。1941 年，社会医学的早期倡导者、医学社会史学家亨利·欧内斯特·西格里斯特（Henry Ernest Sigerist）提出了极具影响力的健康定义："健康不仅仅是没有疾病，还包括对生活具有正面、快乐的态度，并且欣然接受生活所赋予每个人的责任。只有身体和精神处于平衡状态，对躯体和社会环境具有更好的适应性，才可称其为健康人。"③ 此后至 1948 年，世界卫生组织（WHO）在《世界卫生组织宪章》中正式提出健康定义，至今未作修改。

（二）现代健康观——WHO 的健康定义

无论在科普、健康教育读物，还是在学术著作中，引用最多、受认可度最高的无疑是 WHO 所提出的健康的定义："健康不仅为疾病或羸弱之消除，而系体格、精神与社会之完全健康状态。"④ 这一定义涵盖生理、心理和社会适应三个维度，兼顾了人的自然属性和社会属性，是一种积极的整体健康观。1986 年，

---

① J. M. Quen, "Asylum Psychiatry, Neurology, Social Work, and Mental Hygiene: An Exploratory Study in Interprofessional History," *Journal of the History of the Behavioral Sciences*, 1977, 13 (1): 3–11.

② *A New English Dictionary on Historical Principles*, Oxford: Clarendon Press, 1901.

③ H. E. Sigerist, *Medicine and Human Welfare*, New Haven: Yale University Press, 1941.

④ World Health Organization, "*Constitution of the World Health Organization*," Geneva: WHO, 1948.

WHO 发布的《渥太华宪章》中对健康的定义做了进一步解释：
"要实现身体、心理和社会幸福的完好状态，人们必须要有能力
识别和实现愿望、满足需求以及改善或适应环境。因此，健康是
日常生活的资源，而不是生活的目标。健康是一个积极的概念，
它不仅是个人身体素质的体现，也是社会和个人的资源。"① 从以
上描述中不难看出，WHO 对健康的定义包括组成（健康是什么）
和作用（健康是做什么的）两个方面。

1. 健康的组成

从健康的组成来看，健康不仅是身体健全，还包括心理和社
会适应方面的完好，全面健康应该以身体健康为基础、以心理健
康为条件、以人与周围环境保持良好互动为保障。

身体健康的基本标志是身体结构完好和功能正常，包括体
重、视力、力量、协调性、忍耐力、对疾病的易感水平和复原力
等方面，以及机体处于稳态，具有充沛的精力和进行日常生活的
能力。身体健康具有相对性，一方面体现在生物学机制上，机体
不断地通过各种复杂机制调节各类器官和组织的功能，以适应并
保持与环境中不利因素之间的平衡，由于环境不断变化，因而机
体与环境之间的平衡是相对的。另一方面，身体健康的标准并非
一成不变，随着社会发展和科学进步，人类对疾病的认识必然不
断深化，身体健康与否是相对于当前社会和医疗技术发展水平而
言的。②

WHO 对心理健康的解释散见于两份报告中。一是 2001 年发
布的 "The World Health Report 2001: Mental Health: New Under-
standing, New Hope": "心理健康包括主观幸福感、自我效能感、

---

① World Health Organization, "The Ottawa Charter for Health Promotion," https://www.who.int/teams/health-promotion/enhanced-wellbeing/first-global-conference.

② 傅华、高俊岭：《健康是一种状态，更是一种资源——对 WHO 有关健康概念的认识和解读》，《中国健康教育》2013 年第 1 期，第 3~4 页。

自主性、能力、代际依赖以及智力和情感潜力的自我实现等。"①
二是 2004 年发布的 "Promoting Mental Health: Concepts, Emerging
Evidence, Practice: Summary Report": "心理健康是一种完好的状
态，在这种状态下，一个人能够发挥自己的能力，能够应对正常
的生活压力、高效工作并且为他/她的社区做出贡献。"② 部分国
内学者对 WHO 的心理健康概念进行了说明和解读，从中可以归
纳出一些中国语境下心理健康的共识性含义：正确认识自我、正
确认识环境、及时适应环境。③

　　社会适应完好实际上反映的是一种积极参与社会生活的能
力，其内容包括处于社会系统中的每个人能够发挥其潜力和承担
义务；身心健康的人应该有效地扮演与其身份相适应的角色；每
个人的行为与社会规范相一致。④

2. 健康的作用

　　健康的作用就是从健康的三个维度获取资源，并将其应用到
日常生活中。健康的身心能够使我们发挥适应和自我管理的能
力，有效应对周围环境的挑战，从事生活所需的各种活动，在整
个生命历程中积极扮演不同生命阶段所要求的社会角色。更重要
的是，健康可以使我们在日常生活中体验到幸福感（well - be-
ing），而幸福感又会进一步激发健康的潜能，提高个人的生活质
量，直接提高个体劳动生产率。因此，WHO 提出健康是一种资
源，不仅反映出健康的作用与价值，而且从侧面表达了个人和社

---

① World Health Organization, "The World Health Report 2001: Mental Health: New
Understanding, New Hope," Geneva: WHO, 2001.

② World Health Organization, "Promoting Mental Health: Concepts, Emerging Evi-
dence, Practice: Summary Report," Geneva: WHO, 2004.

③ 蔡焯基等：《中国人心理健康标准制订研究》，《中华健康管理学杂志》2012
年第 2 期。

④ 苏静静、张大庆：《世界卫生组织健康定义的历史源流探究》，《中国科技史
杂志》2016 年第 4 期。

会有必要投资健康，以保证人们能够充分利用这一资源、积极参与对生命过程有益的活动。[①]

从全人群的角度来看，保证人人健康可以提高整体国民素质，延长人力资本的使用时间、提高使用效率，避免因疾病造成的直接和间接经济损失，减少社会医疗费用支出，使社会收入再分配能够向高层次需求和提高生活质量转移，有利于促进经济社会高质量发展。正如《"健康中国 2030"规划纲要》开篇所言："健康是促进人的全面发展的必然要求，是经济社会发展的基础条件。"[②]

3. 对 WHO 健康定义的质疑

迄今为止 70 余年，WHO 对健康的定义在全球卫生健康实践中发挥了重要作用，但也受到许多专家学者的质疑，常见的观点如下：第一，对"well-being"一词的含义未能达成共识，其含义仍然模糊不清；第二，不同社会文化情境下对健康定义不同，WHO 的定义过于宽泛，健康定义中应包括死亡和疾病；第三，WHO 的定义没有说明哪些健康状态比一般情况好，也没有充分定义社会适应完好，没有说明社会适应完好应从社会环境还是从个人功能状态来衡量；第四，WHO 提出的健康定义是"乌托邦式"的，这一定义使我们所有人都处于残疾或虚弱状态，该健康标准下世界上 99% 的人口都必须得到医疗和照护，完全健康似乎难以实现；第五，WHO 将健康定义为完好状态的说法很容易被证伪，例如成年人在 14 天内平均会经历约 4 种症状，该定义下所有人都将处于疾病中；第六，WHO 的健康定义过于简单和抽象，这仅仅是一个最终目标，我们不知道具体如何做才能实现健康；

---

① G. McCartney et al., "Defining Health and Health Inequalities," *Public Health*, 2019, 172: 22-30.

② 《中共中央 国务院印发〈"健康中国 2030"规划纲要〉》，《国务院公报》2016 年第 32 号，http://www.gov.cn/gongbao/content/2016/content_5133024.htm。

第七，医学科学的趋势是通过生理学和病理学的方法维护健康，WHO 的定义过于模糊，对临床医疗实践没有帮助。[①] 除了提出质疑和批评，部分学者开始呼吁 WHO 修改健康定义，学术界的健康新概念层出不穷。

（三）近现代学术界对健康概念的探讨

学术界对健康概念有更深层次的探讨，不同学科领域对健康的认识各有侧重，有时同一学科领域内部的学者对健康的理解也不尽相同（见表 3-1）。

表 3-1　部分学科对健康的解释

学科	对健康的解释
哲学	充分发挥自己的能力和实现自我
流行病学	宿主对环境中的致病因素具有抵抗力的状态
心理学	全面感到情绪良好或快乐
社会学	个体在一个群体中被认为身体和（或）行为是正常的
生态学	人和生态间关系协调的产物
统计学	测量结果在正常值范围内
经济学	人的身体状况的一个区间，这一区间可以按照身体机能的好坏程度和活动能力的大小强弱用数值来加以标识

资料来源：李鲁主编《中华医学百科全书·社会医学》，中国协和医科大学出版社，2018，第 7 页。

数十年来，国外学术界关于健康概念的辩论频繁地出现在医学哲学、社会学和人类学领域的文献中，主要围绕医学观点（强调健康的生物学基础）和社会学/人类学观点（强调健康依赖于特定的文化和社会环境）进行。自 WHO 提出健康概念以来，国外学者对健康的定义大致可分为四种类别。一是强调积极的健

---

① 和红等：《多学科视角下中国健康发展前沿》，社会科学文献出版社，2021，第 26 页。

康，如布鲁姆（Henrik L. Blum）认为"健康是个人与社会的最佳关系状态，这种关系涉及生理、情感与社会方面的功能状态，而不只是没有疾病或残障"。① 二是反对积极的健康，此类定义强调健康是相对而非绝对的概念，如汉隆（John Joseph Hanlon）认为"健康是生理功能与心理功能都完全有效的状态；它既有相对的意义，又有绝对的意义，无论对个人还是团体，它都会随着时间和空间而改变；它是许多因素作用的结果，这些因素包括内在的和外在的，遗传的和后天的，个人的和集体的，私人的和公众的，医学的、环境的和社会的等各方面；最后，它受限于文化和经济、政府和法律"。② 三是试图扩大健康的内涵，如勒纳（Monroe Lerner）认为"健康至少必须考虑到生物、社会、道德与情感四部分；健康的人是一个社会人，有其社会角色，故应是个道德人，其自我概念与社会期望需达到平衡"。③ 四是试图缩小健康的内涵，这类定义的主要特点是将健康限于没有疾病，然后用一个新名词来代表健康或没有生病的状态，如布鲁恩（John G. Bruhn）认为"健康是无临床症状和体征的状态"，同时提出新名词"Wellness Process"来代表所谓真正的健康："一个人的成长过程、自我控制能力或与健康相关的行为习惯都处于一种完满的生存状态。"④

随着经济社会发展和疾病谱变化，越来越多的学者参与到健康概念的辩论中（见表3-2）。其中影响较大的是荷兰学者休伯（Machteld Huber）等提出的定义："健康是应对社会、身体和情感

① H. L. Blum, E. K. Sully, "What is Comprehensive Planning for Health?" *Inquiry*, 1969, 6（2）: 3-16.

② J. J. Hanlon, *Principles of Public Health Administration*, Saint Louis: The C. V. Mosby Company, 1964.

③ M. Lerner, "Conceptualization of Health and Social Well-being," *Health Services Research*, 1973, 8（1）: 6-12.

④ J. G. Bruhn et al., "The Wellness Process," *Journal of Community Health*, 1977, 2（3）: 209-221.

方面挑战时的一种适应和自我管理能力。"①

表 3-2　2000 年后部分国外学者对健康的定义

年份	定义者	健康的定义
2005	Bircher	Health is a dynamic state of wellbeing characterized by a physical, mental and social potential, which satisfies the demands of a life commensurate with age, culture, and personal responsibility. If the potential is insufficient to satisfy these demands the state is disease. （健康是一种动态的福祉状态，其特点是具有生理、心理和社会潜力，能满足与年龄、文化和个人责任相称的生活需求。如果潜力不足以满足这些需求，这种状态就是疾病）
2007	Davies	Health is best seen as an ongoing outcome from the continuing processes of living life well. "Living life well" would be defined in terms of wealth, relationships, coherence, fitness, and adaptability, with disease avoidance playing only a minor part. （健康最好被看作来自美好生活的持续性过程的一个持续结果。"美好生活"可以从财富、人际关系、连贯性、身体健康和适应能力等方面来定义，而避免疾病只是其中一小部分）
2007	Sturmberg	Health is a dynamic balance within a complex adaptive somato-psycho-socio-semiotic framework. （健康是在一个复杂的、适应性的躯体—心理—社会—符号学框架内的动态平衡）
2011	Huber et al.	Health as the ability to adapt and to self manage in the face of social, physical, and emotional challenges. （健康是面对社会、身体和情感挑战时的适应和自我管理能力）
2013	Venkatapuram	The health of an individual should be understood as the ability to achieve a basic cluster of beings and doings-or having the over-arching capability, a meta-capability, to achieve a set of basic inter-related capabilities and functionings. （个体的健康应被理解为实现一组基本的存在和行为的能力，或具有实现一组基本的相互关联的能力和功能的总体能力，即元能力）

① M. Huber et al. , "How Should We Define Health?" *BMJ*, 2011, 343: d4163.

续表

年份	定义者	健康的定义
2014	Bircher et al.	Health is a state of wellbeing emergent from conducive interactions between individuals' potentials, life's demands, and social and environmental determinants. （健康是一种幸福的状态，产生于个人潜力、生活需求以及社会和环境决定因素之间的有益互动）
2018	Bradley	Health becomes not a static state of being, but a dynamic quality of living where body, mind, and spirit are fully employed to make the most of each day. （健康不是一种静态的存在状态，而是一种动态的生活质量，身体、心灵和精神都得到充分运用，以充分利用每一天）
2018	Leonardi	Health as the capability to cope with and to manage one's own malaise and well-being conditions. In more operative terms, health may be conceptualized as the capability to react to all kinds of environmental events having the desired emotional, cognitive, and behavioral responses and avoiding those undesirable ones. （健康是应对和管理自身不适与幸福感的能力。在更具可操作性的表述中，健康可以被概念化为对各种环境事件的反应能力，具有理想的情感、认知和行为反应，避免不良反应）
2018	Oleribe et al.	A satisfactory and acceptable state of physical (biological), mental (intellectual), emotional (psychological), economic (financial), and social (societal) wellbeing. ［身体（生物学）、精神（智力）、情感（心理）、经济（财务）和社会（社群）福祉方面令人满意且可接受的状态）］
2018	Werkhoven	Health is the ratio of a living organism's dispositional set compared to the maximum dispositional set belonging to its reference class. （健康是指生物体所具有的倾向集合与其所属参照类别中可能具有的最大倾向集合之间的比率）
2020	Saad & Prochaska	(1) Health is the maintainable-ease of functioning; (2) Maintainable-ease of functioning emerges from multiple levels; (3) At each level, maintainable-ease of functioning is generated by systems; (4) Each system employs two functions, precision-and-variation, that generate maintainable-ease of functioning; and (5) Health is valued by a system if precision-and-variation generate maintainable-ease of functioning.

年份	定义者	健康的定义
2020	Saad & Prochaska	（1）健康是可维持的机体功能的舒适状态；（2）可维持的功能的舒适状态源于多个层次；（3）在每个层面，可维持的功能的舒适状态由系统产生；（4）每个系统都采用两种一般功能，即精确性和可变性，以产生可维持的功能舒适状态；（5）如果精确性和可变性能够产生可维持的功能舒适状态，系统就会重视健康

资料来源：和红等《多学科视角下中国健康发展前沿》，社会科学文献出版社，2021，第32~33页。

　　根据现有文献资料，国内学术界对健康概念的研究至少可追溯到 20 世纪 80 年代初期。早期的文献来自医学哲学领域，其将健康与疾病视作一对基本矛盾，随后许多学者开始对 WHO 和国外学者提出的健康概念进行翻译和解读，较少提出新的健康概念。直至 2000 年后，国内学者开始关注如何在当前社会、科技发展水平和人口、疾病谱特征的基础上重新定义健康，并提出了一些中国语境下的健康概念。从表 3-3 中可以看出，国内学者多将健康视为一种状态，定义中多使用中医学术语（天人合一、阴阳、形神等），并强调人与自然、社会环境的适应、协调、有序发展，蕴含着中国古代哲学理念。

表 3-3　2000 年后部分国内学者对健康的定义

年份	定义者	健康的定义
2003	赵利等	健康是指阴阳平衡、气血脏腑和调、形神统一，人与自然、社会统一的平衡状态
2007	吴大嵘等	健康是在精神、意识、思维活动正常的前提下，保持机体内部功能活动的稳态、协调和有序，且与外在的自然环境、社会环境相适应的一种生命活动状态

续表

年份	定义者	健康的定义
2008	李华荣	健康究其本质是指人与环境自觉的和谐统一的良性关系状态
2010	刘伶燕	健康指人的属性及其相应的生活环境，在常态质量的基础上（含常态）出现变化后，不影响个体和群体生命、生存、生产、生活状态时的体质。此定义适用于个体，也适用于群体、种族乃至人类
2010	姜良铎	健康是指机体内部的阴阳平衡，以及机体与外界环境（包括自然环境和社会环境）之间的阴阳平衡
2011	李灿东等	健康是人与自然、社会协调以及自身阴阳动态平衡的结果，是"天人合一""阴阳自和""形与神俱"的功能状态
2012	王琦	健康是指人的不同个体在生命过程中，与其所处环境的身心和谐状态，及其表现的对自然及社会环境良好的自适应调节能力
2012	李明霞等	健康是我们的身体、生理和心理所处的一种完全良好的状态
2012	胡广芹等	健康是指在精神、意识、思维活动正常的前提下，保持机体内部功能活动的稳定、协调和生化有序，且与外在的自然环境、社会环境相适应的一种生命活动状态
2013	王泓午等	健康是一种状态，包含"天人合一"和"形神合一"。"天人合一"是指人的健康与所处环境和谐统一；"形神合一"是指生理健康和精神心理健康统一
2014	范振英	"健康"是"健康状态"的简称，它具有生理、心理、适应社会、适应自然等方面的内涵。它是在不同健康活力和伤害因素的共同作用下，人呈现出的各种状态的统称
2015	赵驰等	健康是通过心理调适能力在心理上、躯体上和社会适应性的一种完善状态，心理、精神健康是整体健康的核心
2015	王志鹏等	健康是个体从身心两个方面对其所处自然环境和社会环境的适应状况
2015	王庆奇	健康是人体与自然、形与神、气与血的一种和谐状态

年份	定义者	健康的定义
2015	李董男	健康是以中正平和、天人合一为基本目标，以人合自然、气化流行、形神协调、阴阳平和为基本原则的人体状态，其影响因素有先天禀赋、后天养护等，主要特性有普遍性和个体性、稳定性和变动性、整体性和局部性、自调性和他调性等
2017	李振良等	形与神俱，气脉常通；形体不敝，精神不散；阴平阳秘，精神乃治。健康是一个躯体化和动态化的概念，因人的身份地位、年龄长幼和地理环境不同而有所差别
2018	范崇峰等	人体正常的生理、心理活动与自然、社会相适应所呈现的稳定有序状态
2018	朱素蓉等	健康不仅为疾病或赢弱之逐渐消除，而且是身体、精神、环境与社会的相对适应状态
2019	杜本峰	健康究其本质是指人面对环境挑战时的躯体、心神、社会和社交参与的自适应和自我管理能力，并保持形神合一，形成人与环境相对平衡、和谐及有序的通顺状态
2019	宋镇星	是指机体在"天人合一"下的阴阳动态和谐状态
2022	陈中永	将人、人类社会视为一个"自组织系统"，所谓"健康"就是这一自组织系统良好存活的状态

　　资料来源：和红等《多学科视角下中国健康发展前沿》，社会科学文献出版社，2021，第 35~36 页。

二　亚健康

　　20 世纪 80 年代中期，苏联学者布赫曼（Berkman）将既不是健康也不是患病的中间状态称为"第三状态"，随后国内学者王育学在 20 世纪 90 年代中期首次提出"亚健康"这一名词，并将其初步定义为："既不健康又没有疾病的状态。它是介于健康与疾病状态之间的一种中间状态，是一种动态过程，又是一个独立阶段。"[①] 现有文献中对亚健康的定义多引用中华中医药学会发布

---

　　① 王育学：《亚健康：21 世纪健康新概念》，江西科学技术出版社，2002，第 18 页。

的《亚健康中医临床指南》："亚健康是指人体处于健康和疾病之间的一种状态。处于亚健康状态者，不能达到健康的标准，表现为一定时间内的活力降低、功能适应能力减退的症状，但不符合现代医学有关疾病的临床或亚临床诊断标准。"[1] 同时，亚健康的发生、发展是一个动态过程，可以向疾病或健康状态转化。

　　造成亚健康状态的原因来自多个方面，例如：身心压力过大，心理状态失衡；饮食结构不合理，饮食习惯不健康；作息时间无规律，生活方式不健康；情感生活质量下降，人际关系日益紧张；射线、噪声等外部环境因素。与健康的三个维度相对应，亚健康状态也表现在躯体、心理和社会适应三方面。躯体亚健康状态的特征为持续或难以恢复的疲劳，常感体力不支，懒于运动，容易困倦疲乏，如疲劳、睡眠紊乱、疼痛等。心理亚健康状态的特征为情绪压抑和心理冲突，及由此引起的自主神经系统、内分泌系统和免疫系统的一系列变化，如专注力和记忆力减退、抑郁、焦虑恐惧等；社会适应亚健康状态主要表现为人际交往障碍，适应能力下降，无法维持人际交往和社会关系。[2]

　　值得关注的是，由于自身健康意识不强，加之环境、情感、婚恋、家庭、工作压力、社会融入等因素的影响，流动人口往往更容易处于亚健康状态。一项针对 3 万名青年流动人口的调查显示：处于亚健康状态的人数占比达 60%，其中 48% 的人处于生理亚健康状态，55% 的人处于心理亚健康状态，18% 的人处于社会适应亚健康状态。[3]

---

[1]　中华中医药学会发布《亚健康中医临床指南》，中国中医药出版社，2006，第1~4 页。

[2]　钱晶：《南京地区亚健康者的统计及分型调查》，《中国全科医学》2010 年第10 期，第 1105~1108 页。

[3]　浏阳市卫生计生局：《建设亚健康关爱基地 促进企业流动人口身心健康》，《人口与计划生育》2017 年第 5 期，第 37~38 页。

三　大健康

由于工业化、城镇化、人口老龄化，以及人类疾病谱、生态环境、生活方式的不断变化，我国民众面临多重疾病威胁并存、多种健康影响因素交织的复杂局面。在这一背景下，2016 年全国卫生与健康大会明确提出：要把人民健康放在优先发展的战略地位，树立大卫生、大健康的观念，将促进健康的理念融入公共政策制定实施的全过程。大健康的提出反映了人们对健康认识的进一步深化，即全民健康不仅需要医疗科技和卫生服务体系的"小处方"，更需要社会整体联动的"大处方"。大健康是人们在对健康高度重视和全面理解的基础上形成的健康价值共识。学者闫希军等将大健康观定义为："以国家健康价值观为核心，强调人（生理与心理）、社会及生态和谐，追求天人合一，形神和通；遵循健康行为和生活方式；实现包括躯体健康、心理健康，履行社会责任的能力健康和道德健康在内的整体的、全面的社会健康，提高生命质量。"[1]

在新的时代背景下，大健康的内涵至少可从以下维度理解：第一，健康是公民的基本权利，大健康应该是覆盖全生命周期的健康；第二，大健康应该指全民参与，共建、共治、共享健康中国；第三，健康行动不再局限于卫生健康部门，多部门联动、全社会协同，积极践行"将健康融入所有政策"（Health in All Policies, HiAP）；第四，大健康需要国际间的交流与合作，是更宏观、全局和整体视角下的一种全球健康策略；第五，大健康体现了生物—心理—社会医学模式在中国社会文化情境下的创新与发展。[2]

---

[1]　闫希军等：《大健康与大健康观》，《医学与哲学》2017 年第 3A 期。

[2]　和红：《从不同维度解读大健康》，《人口与计划生育》2016 年第 10 期。

第二节　疾病概述

作为一种客观存在的自然现象，疾病早在人类出现之前就已普遍存在，且绵延整个自然发展史和人类文明史。自人类产生伊始，人便一直在与疾病作斗争，并努力探寻疾病的本质，在这一过程中人们形成的一个基本认识为：疾病是生命的一种常态，其与健康共同构成生命存在的必然维度。[①] 虽然疾病本身是一种客观存在的自然现象，但人们对这种现象的认识和界定并非始终如一，因为这既涉及一定医学发展水平下人们关于人体生理机制运作过程的事实性认识，也与相应历史阶段的社会、文化、价值倾向等因素相关。[②] 在不断深入认识疾病的同时，明确当前危害人类健康的主要疾病构成，利用疾病负担分析确定主要病种、高危人群和高发地区同样具有重要意义。

一　认识疾病

（一）疾病的概念

人类对疾病的认识如同对健康的认识一样，经历了漫长的发展过程。在原始社会，人们认为疾病受超自然的力量控制（鬼、神、上帝），诸如罪恶、惩罚、与自然不和谐等均被看作疾病产生的原因，这是一种从宗教特别是巫术的角度所进行的文化理解。例如，在美索不达米亚文明中，疾病和不幸被认为是由魔鬼与邪灵造成的；殷墟甲骨卜辞中的记录表明，殷人多将疾病归因

---

① 张玉龙、王景艳：《疾病的本质：本体多样性的呈现》，《医学与哲学》2013年第 2A 期。

② 史习、盛晓明：《客观主义疾病观之殇——论生物医学视野下的功能概念》，《自然辩证法通讯》2016 年第 3 期。

于"天帝降疾"、"鬼神作祟"和"蛇虫致病"。① 随着古代自然
哲学的发展，古希腊医学家希波克拉底创立了体液病理学说，认
为疾病是人体内血液、黏液、黄胆液、黑胆液四种体液失衡的结
果，如黑胆液的积聚是形成肿瘤的原因。古罗马医师盖伦认为，
疾病产生的原因在于体液的败坏（主要是血液），体液发生改变
则是神灵的作用。在我国古代，传统医学的阴阳五行学说认为自
然界是由木、火、土、金、水五种基本物质构成，经由"六淫"
（风、寒、暑、湿、燥、火）和"七情"（喜、怒、忧、思、悲、
恐、惊）导致疾病发生，如春季多风病、夏季多暑病、长夏初秋
多湿病、深秋多燥病、冬季多寒病。② 以上古代疾病观虽然带有
一定主观性，但对机体"失衡"状态的认识无疑具有重要意义。

　　随着"基于科学的医学"从中世纪的神学枷锁中得到解放以
及解剖学、生理学、物理学、化学等学科的巨大进步，医生和科
学家们开始通过观察和实验来认识疾病，以自然哲学为基础的疾
病观开始向以自然科学为基础的疾病观转变。16~17 世纪的许多
医生试图从物理学和化学的角度来解释生命现象和疾病，医学物
理学家（Iatrophysist）认为"疾病的本质是机体各个组成部分机
械性连接的改变"，医学化学家（Iatrochemist）则认为"疾病是
由机体体液化学成分改变造成的"。③ 18 世纪最具影响力的是器
官组织异常学说，意大利解剖学家莫干尼（Giovanni Battista Mor-
gagni）认为"疾病是由器官中的病理变化引起的形态学上的异常
改变"，随后法国医学家比沙（Marie François Xavier Bichat）进一
步研究指出，疾病是人体各种组织的形态学改变的结果。到 19

---

① 马力、杨柱：《论殷人疾病观念及其对医学发展的影响》，《南京中医药大学
　学报》（社会科学版）2008 年第 4 期。
② 张大庆主编《医学史》，北京大学医学出版社，2019，第 14~15 页。
③ 张大庆：《医学思想史札记之二：西方近代疾病观念的变革》，《医学与哲学》
　（人文社会医学版）2010 年第 4 期。

世纪，德国病理学家魏尔肖（Rudolf Ludwig Karl Virchow）创立了细胞病理学，宣称疾病的本质在于特定细胞的损伤，疾病是细胞对于异常刺激的反应。[1] 19世纪后半期，医学进入"细菌学时代"，法国微生物学家巴斯德（Louis Pasteur）和德国细菌学家科赫（Robert Heinrich Hermann Koch）证实了传染病是由病原微生物引起的，并在此基础上提出"疾病是特定病菌入侵人体的结果"。[2] 从上述近代疾病观的发展中不难看出，这一时期人们对疾病的解释普遍建立在疾病与外源性病因之间的对应关系上，具有机械性、片面性的特点。

进入20世纪后，基因的发现使人类对疾病的认识产生了跃迁，基因表达异常和病变成为理解疾病本质的关键词，同时医学研究在方法论上呈现出从片面、孤立到综合的特点。20年代美国生理学家坎农（Walter Bradford Cannon）提出稳态失衡说，30年代加拿大科学家塞里（Hans Selye）提出应激学说、奥地利生物学家贝塔朗菲（Karl Ludwig von Bertalanffy）创立系统论，40年代美国数学家维纳（Norbert Wiener）创立控制论，在这些理论的影响下，疾病被认为是"机体自我调控的紊乱""由局部损伤导致的整体功能耦合错失"。[3] 到20世纪末，美国演化生物学家尼斯（Randolph M. Nesse）和威廉姆斯（George C. Williams）在《我们为什么生病——达尔文医学的新科学》（*Why We Get Sick：The New Science of Darwinian Medicine*）一书中提出"疾病是人类在进化过程中获取某种利益的一种代价"。[4] 这一观点逐渐发展为疾病的进化论学说：人类为了存在、繁衍的最大利益而不断适应环境，在进化过程中使自身的结构和功能（如修复、免疫、自愈

---

① 张大庆主编《医学史》，北京大学医学出版社，2019，第111~112页。
② 张大庆主编《医学史》，北京大学医学出版社，2019，第113~116页。
③ 刘虹等主编《新编医学哲学》，东南大学出版社，2010，第63~64页。
④ R. M. Nesse, G. C. Williams, *Why We Get Sick：The New Science of Darwinian Medicine*, New York：Vintage Books, 1996, pp. 6-7.

等能力）发展得十分精妙、合理，同时人体的结构和功能方面又存在许多不足甚至是严重的缺陷，这既是自然选择的结果，也是人类患病的深层次原因。[①]

　　综上所述，人类对疾病的认识是一个由浅入深、不断发展的过程，其中的观点大致可分为三类：一是本体论疾病观，认为疾病的本质在于外在实体（病原体）、内在结构（细胞、组织、器官）的损伤；二是生理学疾病观，认为疾病的本质在于正常生理功能的紊乱；三是进化论疾病观，特点是从人类进化史的角度解释疾病。在这些观点的基础上，现代疾病观逐渐形成，其基本特征为：疾病是发生在人体一定部位、一定层次的整体反应过程，是生命现象中与健康相对立的一种特殊征象；疾病是机体正常活动的偏离或破坏，是功能、代谢和形态结构的异常以及由此产生的机体内部各系统之间、机体与外界环境之间的协调障碍；疾病不仅是体内的病理过程，也是内外环境适应的失衡，是内外因作用于人体并引起损伤的客观过程；完整的疾病过程通常伴随生理、心理和社会因素的相互作用和影响。[②]

　　具体到疾病定义而言，不同学科领域对疾病的理解同样存在差异（见表3-4）。

表 3-4　部分学科对疾病的解释

学科	对疾病的解释
哲学	个体违反在自然中应该遵循的秩序与法则
解剖学	细胞超微结构的改变
生理学	稳态的破坏
遗传学	先天性（遗传性）代谢紊乱（inborn error of metabolism）

---

① R. M. Nesse, G. C. Williams, *Why We Get Sick: The New Science of Darwinian Medicine*, New York: Vintage Books, 1996, pp. 8-25.
② 李小妹、冯先琼主编《护理学导论》，人民卫生出版社，2017，第36页。

续表

学科	对疾病的解释
病因学	特殊病因引起的异常生命过程
流行病学	宿主容易受到环境中病原体感染，或已受到病原体感染的状态
生态学	个体在进化过程中获得的灵活性不能应对变化的环境
心理学	生物、心理和社会因素综合的产物，即身心关系失常
社会学	个体的躯体和行为表现出与群体中公认的正常现象不一致的情况
经济学	个体失去社会、经济及生产能力，或是个体可通过购买健康服务实现被治疗的一种异常状态

资料来源：马建辉、闻德亮主编《医学导论》，人民卫生出版社，2018，第119页。

在众多疾病定义中，医学对疾病的定义通常最具权威性。现代医学教材中多将疾病定义为"机体在外界和体内某些致病因素的作用下，因自稳态调节紊乱而发生的生命活动异常，此时机体组织、细胞产生相应病理变化，出现各种体征及社会行为的异常"。而中医学教材中对疾病的定义则体现出中西医学疾病观念的融合："疾病这一概念反映了某一种疾病全过程的总体属性、特征和规律，是致病因素作用于人体，正邪相争引起的脏腑病变或组织生理功能障碍导致机体阴阳失衡的一个完整的病理过程。这一过程中始终存在着损伤、障碍与修复、调节的矛盾斗争，亦即邪正斗争。"[1]

从学术界对疾病概念的讨论来看，医学哲学、社会学、人类学领域的部分学者认为疾病的概念不过是医学科学家在现有科学建制和社会体系内的一种创造物，人们基于一定的价值判断，按照约定俗成的方法论来生产疾病知识，并对一些分歧达成"共识"。这些学者认为疾病是社会建构的产物，是在一定历史、文

---

[1]　梁晓春、孙华主编《中医学》，中国协和医科大学出版社，2019，第7~8页。

化和社会情境中被建构出来的，即所谓"疾病建构论"。① 社会建构主义视角下的疾病定义在一定程度上弥合了医学技术与人文精神的裂缝，与生物—心理—社会医学模式的内涵一致。此外，也有学者尝试在现有疾病定义的基础上提出一个综合性的定义，如国内学者张玉龙将疾病定义为："机体（包括躯体和心理）在一定的内外因素作用下引起的一定部位的机能、代谢、形态结构的变化，表现为损伤与抗损伤的整体病理过程，是机体内外环境平衡的破坏和正常状况的偏离。疾病可引发各种临床症状、体征和社会行为异常。症状是疾病所引起的患病动物主观感觉异常；体征是医生通过各种检查方法在患病者机体上发现的客观存在的异常；社会行为异常是患者有目的的（语言和）行为发生异常。"②

（二）疾病的分类

疾病分类的思想由来已久，"最早的汉字"——甲骨文中所载之疾病就已按不同身体部位分类，如疾首（头病）、疾目（眼病）、疾耳（耳病）、疾自（鼻病）、疾腹（腹病）等。③ 成书于东汉末年的《伤寒杂病论》奠定了中医学在疾病分类方面的基础，《伤寒论》中将外感病分为太阳病、阳明病、少阳病、太阴病、厥阴病、少阴病六大类，《金匮要略》中则体现了多种疾病分类思想。④ 一是按疾病的相关性合篇，第 2～17 篇属于内科疾病，第 18 篇属于外科疾病，第 19 篇为不便归类之疾病，第 20～22 篇专论妇产科疾病。二是根据临床表现分类，如将疟病分为但

---

① 张晓虎、夏军：《对疾病概念的建构论分析》，《医学与哲学》（人文社会医学版）2010 年第 10 期。
② 张玉龙：《疾病的价值》，广西师范大学出版社，2014，第 61 页。
③ 张玉龙：《疾病的价值》，广西师范大学出版社，2014，第 31 页。
④ 申晓伟：《古代中医病证分类研究》，博士学位论文，中国中医科学院，2014，第 17 页。

寒不热的瘅疟、热多寒少的温疟、寒多热少的牝疟三种类型。三是根据部位分类，如"痰饮病"这一类疾病包括四种子病："其人素盛今瘦，水走肠间，沥沥有声，谓之痰饮；饮后水流在胁下，咳唾引痛，谓之悬饮；饮水流行，归于四肢，当汗出而不汗出，身体疼重，谓之溢饮；咳逆倚息，短气不得卧，其形如肿，谓之支饮。"① 四是根据致病原因分类，如"杂疗方第二十三"记述了治疗一些急性病的验方、效法，这些疾病多按病因（自缢死、溺死、马坠等）进行分类。五是根据五脏病症分类，分别论述了肺、肝、心、脾、肾各脏器的中风症、中寒症、死脉症（其中缺少脾中寒症、肾中风症、肾中寒症）。②

此后，隋唐时期的《诸病源候论》和《千金要方》（也称《千金方》）分别从病因和脏腑的角度进一步完善了先前的疾病分类系统。宋代的医学典籍多在《诸病源候论》和《千金要方》中的疾病分类框架下进行补充，而金元时期的医家则主要针对一些当时常见病症进行分类而未成体系。至明清时期，临床分科明显，《证治准绳》《张氏医通》《医碥》等综合型医籍中对病症的分类愈加精细、规范，疾病分类依据较为固定。③

在西方医学中，古希腊时期的希波克拉底把人分为不同气质以区分不同气质的人容易得什么样的病，体现了一种早期的疾病分类思想。西方的疾病分类法的建立可追溯到 17 世纪，当时英国临床医学家西登哈姆（Thomas Sydenham）指出为了便于科学研究，所有疾病必须归结为明确的和肯定的种类，如同植物学家对植物进行分类一样：不同个体的相同疾病表现出的症状大部分是相似的，就像一种植物的一般特征扩展到该种植物的每个个体

---

① 张家礼主编《金匮要略》，中国中医药出版社，2004，第 229 页。
② 申晓伟：《古代中医病证分类研究》，博士学位论文，中国中医科学院，2014，第 24~27 页。
③ 申晓伟：《古代中医病证分类研究》，博士学位论文，中国中医科学院，2014，第 106~119 页。

一样，无论谁都能准确描述出这种植物的颜色、味道、气味和形象。17 世纪流行病很普遍，西登哈姆根据他的疾病分类理论，记载了风湿病、舞蹈病、丹毒、胸膜炎、肺炎、癔症等疾病的症候，还描述了一些急性疾病和慢性疾病，他认为急性疾病占人类疾病的 2/3，而痛风、神经质等慢性疾病占 1/3。荷兰医学家布尔哈夫（Herman Boerhaove）把疾病分为固体部分和液体部分两大类，液体部分的疾病可能是由液体的质和量改变引起的，固体分布的疾病是形态、体积、组织的张力、血管容量等方面异常所致。1735 年，瑞典生物学家林耐（Carl Linnaeus）在《自然系统》中提出了一个完整的分类系统：将动植物分别按照类、门、纲、目、科、属、种的原则分类。林耐还完成了一本疾病分类学的著作——《疾病种类》，其中将所有疾病按特征分成 11 类，并在每一类疾病中进一步细分，例如：其首先将疾病分为热病和非热病，再将热病分为发疹、危机热和炎症热三类。与林耐同时代的法国医师塞维杰斯（François Boissier de Sauvages）于 1763 年出版了《系统的疾病学：类别、属和种》（*Nosologia Methodica*，*Sistens Morborum Classes*，*Genera Et Species*），其将 2400 种疾病分为 10 类，分类标准以症状为基础，如发热、炎症、排泄、瘫痪、心绞痛、吞咽困难等。18 世纪的意大利医生布朗（John Brown）重点研究了神经疾病的分类，他认为疾病只有所谓"亢进"紊乱和"抑制"紊乱两种基本类别，这种神经疾病分类原则在当时的德国和意大利广泛流行。[①]

　　通过对中西医学早期疾病分类思想的简单梳理后可知，分类是人类认识疾病的重要方式，医生和科学家从不同角度认识疾病，由此发展出不同的疾病分类方式。例如，从病理学的角度，疾病可分为炎症（机体对致炎因子引起的局部组织损伤所发生的

---

① 张大庆主编《医学史》，北京大学医学出版社，2019，第 86~87 页。

防御反应）、肿瘤（机体局部组织的正常细胞受到各种致瘤因子的作用，在基因水平上失去了对细胞生长的正常调控，导致异常增生而形成的新生物）、遗传性疾病（人体生殖细胞或受精卵的遗传物质发生改变后传给子代并引起发病，具有先天性、终身性和家族性的特点）、先天畸形（个体在出生时即存在形态或结构上的异常）四大类别。①

　　一般而言，我们可以简单地将疾病分为传染性疾病（Communicable Diseases）和非传染性疾病（Noncommunicable Diseases）。传染性疾病是指由各种致病微生物或其他病原体所引起的具有传播性、流行性的疾病，病原体包括病原微生物和寄生虫。传染病的流行需要同时具备传染源、传播途径和人群易感性 3 个条件，患者、隐性感染者、病原携带者及感染动物为常见的传染源，病原体可通过呼吸道、消化道、接触、虫媒和血液、体液等途径水平传播，也可以通过母婴途径垂直传播，人群对大多数传染病普遍易感。② 从传播过程来看，地理、生态、气候等因素对传染病的发生、发展具有重要影响，如黑热病在中国北方多发、疟疾在夏秋季节发病率较高；同时，一些社会因素如人口流动可能会加速病原体在不同地区间的传播，如中东呼吸综合征（Middle East Respiratory Syndrome，MERS）进入亚洲引发东亚地区的韩国出现大规模疫情。目前，传染病已不再是引起人类死亡的首要病因，但病毒性肝炎、流行性出血热、狂犬病、结核病和感染性腹泻等传统传染病仍广泛存在，新发传染病如人禽流感、埃博拉病毒病、寨卡病毒感染和新冠肺炎（COVID-19）等也不断涌现，给人类健康带来严重威胁，2000 年以来中国新发病毒性传染病如表 3-5 所示。

---

① 景汇泉、宋汉君主编《医学导论》，北京大学医学出版社，2013，第 67 页。
② 李太生主编《中华医学百科全书·感染性疾病学》，中国协和医科大学出版社，2019，第 2~4 页。

表 3-5　2000 年以来中国新发病毒性传染病情况

发现年份	病原体	所致疾病	中间宿主/媒介	传播途径
2003	SARS-CoV	严重急性呼吸综合征	人、家畜、野生动物（果子狸）	空气传播、血液/体液传播、粪口传播
2009	甲型 H1N1 流感病毒	甲型 H1N1 流感	人、家畜、家禽	空气传播、血液/体液传播、接触传播
2010	新布尼亚病毒	蜱虫病	蜱虫、脊椎动物、人	叮咬传播、血液/体液传播、接触传播
2013	H7N9 型禽流感病毒	人禽流感	人、家畜、家禽	空气传播、血液/体液传播、接触传播
2014	登革病毒	登革热	埃及伊蚊、白纹伊蚊、人、灵长类动物	叮咬传播、血液/体液传播
2015	MERS 冠状病毒	中东呼吸综合征	人、家畜（骆驼）、野生动物	空气传播、血液/体液传播、粪口传播
2015	寨卡病毒	寨卡病毒感染	埃及伊蚊、白纹伊蚊、人、灵长类动物	叮咬传播、血液/体液传播、性传播
2017	阿龙山病毒	阿龙山蜱传热	蜱虫、脊椎动物、人	叮咬传播、血液/体液传播
2020	SARS-CoV-2	新冠肺炎	人、家畜、野生动物	空气传播、血液/体液传播、粪口传播

资料来源：尹建华、Baloch Zulqarnain、夏雪山《中国 30 年来新发病毒性传染病与病毒溯源综述》，《昆明理工大学学报》（自然科学版）2021 年第 4 期。

　　非传染性疾病也称慢性非传染性疾病，是对一类起病隐匿、病因复杂、病程长、病情迁延不愈和一些尚未被完全确认的疾病的概括性总称。非传染性疾病的主要类型包括心血管疾病（如心脏病发作和中风）、癌症、慢性呼吸系统疾病（如慢性阻塞性肺部疾病和哮喘）以及糖尿病，这四类疾病导致的死亡数量占到所有非传染性疾病导致死亡数量的 80%。此外，听力衰退和失聪、视力衰退和失明、遗传疾病及口腔疾病也可归入非传染性疾病的范畴。非传染性疾病是当前全球人口死亡的主要原因，每年约有 4100 万人死于非传染性疾病，相当于全球总死亡人数的 71%。[①] 这类疾病通常是遗传、生物、环境和行为因素综合作用的结果，随着我国工业化、城镇化、人口老龄化进程的不断加快，居民生活方式、生态环境、食品安全状况等对健康的影响日益凸显，慢性非传染性疾病业已成为危害我国居民健康的"第一杀手"。《中国居民营养与慢性病状况报告（2020 年）》中的数据显示：2019 年我国因慢性病导致的死亡数占总死亡数的 88.5%，其中心脑血管病、癌症、慢性呼吸系统疾病导致的死亡数占比为 80.7%。[②]

为使世界各国能够使用一种"通用语言"来交换卫生信息，《国际疾病分类》（The International Classification of Diseases，ICD）应运而生，目前已更新至 ICD-11，其中将与伤害、疾病和死亡有关的情况分为 25 个大类，并首次纳入了传统医学病症分类模块。[③]

（三）致病模式

19 世纪末至今，为更好地理解疾病发生发展的原因，流行病学家提出了诸多疾病发生的病因模型，也称为致病模式。其中比较有代表性的是三角模式（Epidemiologic Triangle）、轮状模式（Wheel of Causation）和网状模式（Web of Causation）。[④]

---

① World Health Organization，"Noncommunicable Diseases，"https：//www.who.int/news-room/fact-sheets/detail/noncommunicable-diseases.

② 《〈中国居民营养与慢性病状况报告（2020 年）〉发布会图文实录》，国务院新闻办公室网站，http：//www.scio.gov.cn/xwfbh/xwbfbh/wqfbh/42311/44583/wz44585/Document/1695276/1695276.htm。

③ 高红艳、宋欣阳：《从国际疾病分类看中医药国际标准化水平提升研究》，《中华中医药杂志》2020 年第 12 期，第 6258~6260 页。

④ 傅华主编《预防医学》，人民卫生出版社，2018，第 90~95 页。

　　三角模式由约翰·高登（John Gordon）提出，其强调疾病的产生是病原、宿主和环境三大因素相互作用的结果，该模式中的任一因素产生变化，就会破坏原有的平衡进而导致疾病发生。三角模式适用于解释急性传染病的发生，但无法解释复杂多病因的慢性病和精神疾病（见图3-1）。

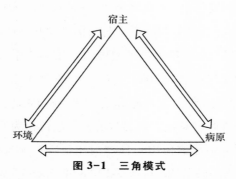

图3-1　三角模式

资料来源：转引自傅华主编《预防医学》，人民卫生出版社，2018，第91页。

　　轮状模式由莫思诺（Judith S. Mausner）和克拉默（Shira Kramer）提出，该模式强调宿主与生态环境间持续而复杂的互动关系。此模式以宿主遗传基因为轴心，外围的环境分为生物环境（如病原体、传播媒介等）、物理环境（如空气、水、食物等）和社会环境（如政治、经济、文化等）。在轮状模式中，各个致病因素所占比例会随疾病类型变化而变化，如遗传疾病的轴心占比较高、职业病的物理环境占比较高、传染病的生物环境占比较高（见图3-2）。

　　网状模式由麦克马洪（Brian MacMahon）提出，强调疾病并非由单一原因造成，而是由许多复杂的网络交织而成，网络中的任一因素都可能造成疾病，且各因素之间有相互关联性，只要去除病因网络中的任何一个关键因素，就可以避免疾病的发生。冠状动脉硬化的病因网络如图3-3所示。

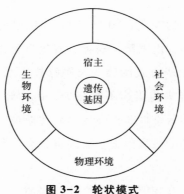

图 3-2　轮状模式

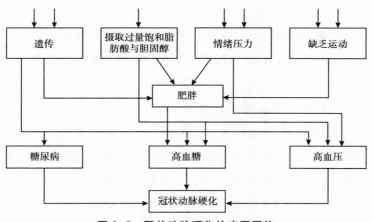

图 3-3　冠状动脉硬化的病因网络

资料来源：转引自杨慕慈等《新编护理学导论》，华格那企业有限公司，2021。

二　疾病谱变化

疾病谱（Spectrum of Disease）是指某一地区危害人群健康的诸多疾病中，按其发生频率及危害程度顺序排列而成的疾病谱带，即不同种类疾病发生的频率。由于社会制度、经济条件、医疗卫生条件、生活方式及个人行为的差异和变动，疾病在不同时期、不同人群中的发病率和死亡率会发生一定变化，我们将其称为疾病谱变化。[1]

一是致病因素的变化，20 世纪 50 年代以前影响人类健康的主要是传染性疾病，由细菌、病毒、寄生虫等生物性致病因素引起。随着生活和生产方式的转变及医疗技术水平的提高，天花、鼠疫、脊髓灰质炎等传染病不断减少，而肿瘤、心脑血管疾病、慢性呼吸系统疾病等慢性非传染性疾病逐渐成为威胁人群健康的主要疾病。慢性病的致病因素主要来自社会、心理因素和个人生活方式。

二是疾病结构和死因结构的变化，当前世界各国都出现了以心脑血管疾病、糖尿病、恶性肿瘤等占据疾病谱和死亡谱主要位置的趋势。过去 20 年内，中国儿童早死率降低了 80%；传染性疾病、妊娠期疾病、新生儿疾病和营养相关疾病在各年龄段均明显减少。2020 年我国城市居民主要疾病死因构成前三位依次为恶性肿瘤（25.43%）、心脏病（24.56%）、脑血管病（21.30%），农村居民依次为心脏病（24.47%）、脑血管病（23.53%）、恶性肿瘤（23.00%）。[2] 疾病谱的变化暴露出仅从生物医学方面防治疾病的缺陷，同时提醒我们应该从生物、心理和社会三个层次综合考察个体的健康和疾病状况，在生物—心理—社会医学模式的指导下采取综合措施防治疾病、促进全人群健康。

三　疾病负担

在人类社会发展的历史进程中，人们对导致不同国家大多数人死亡的主要疾病及其原因知之甚少。然而，面对众多传染性和非传染性疾病的威胁，WHO 和各国政府需要关注例如心脏病是

---

[1]　F. White, "Application of Disease Etiology and Natural History to Prevention in Primary Health Care: A Discourse," *Medical Principles and Practice*, 2020, 29（6）: 501-513.

[2]　国家卫生健康委员会编《2021 中国卫生健康统计年鉴》，中国协和医科大学出版社，2021。

否比癌症造成的死亡人数更多、糖尿病是否比精神疾病导致更多
人残疾等问题，这是确定优先解决的健康问题、合理分配有限医
疗资源的基础。由于现有的关于世界各国人口健康和死亡状况的
信息并不完整且缺乏一致性，WHO、世界银行等国际组织开始尝
试构建一个用于整合、验证、分析和共享全球健康、疾病、死亡
信息的新框架，并基于该框架评估疾病和伤害在不同人群中导致
的过早死亡、残疾与健康寿命损失——对疾病负担的研究随之产
生。疾病负担的概念及测算方法最早出现在世界银行 1993 年发
布的《世界发展报告：投资于健康》中，随后《柳叶刀》（*The
Lancet*）杂志于 1996 年刊登了《全球疾病负担研究 1990》的系列
文章，疾病负担逐渐成为衡量疾病对健康危害程度的重要工具。[①]
目前，全球疾病负担研究主要由美国华盛顿大学健康指标与评估
研究所（Institute for Health Metrics and Evaluation，IHME）负责，
为世界各国了解人口健康面临的主要挑战持续提供最新证据，受
到各国政府和学术界的广泛关注。

（一）概念与分类

疾病负担（Burden of Disease，BOD）又称疾病成本或疾病代
价，指疾病对人群的危害及对社会和经济的影响，即疾病造成的
生物、心理和社会方面的危害，造成的健康、经济、资源损失，
以及对疾病结局（如死亡、失能、康复）的影响。[②] 概括而言，
疾病负担主要包括健康和寿命损失、经济损失以及除此之外的其
他损失。从疾病负担的分类来看，当前主要有以下两种分类
标准。

按主体可分为个人负担、家庭负担和社会负担，个人负担是

---

① C. D. Mathers, "History of Global Burden of Disease Assessment at the World Health Organization," *Archives of Public Health*, 2020, 78（1）：1-13.

② 李茜瑶等：《疾病负担研究进展》，《中国公共卫生》2018 年第 5 期。

指疾病对本人造成的身体损伤、身心残疾和死亡，并引起日常生活、工作、学习和社会交往等方面的问题；家庭负担主要是对家庭成员造成的影响，包括对经济、日常生活、家庭关系、亲属心理的影响等；社会负担是指对社会各个方面造成的负面影响，如社会安定、资源配置、生产力、期望寿命、健康水平等（见图3-4）。①

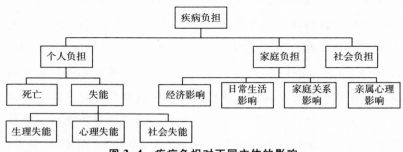

图 3-4   疾病负担对不同主体的影响

按内容可分为流行病学负担和疾病经济负担。流行病学负担也称疾病健康负担，指因疾病造成的生活质量下降、残疾和死亡的健康损失。疾病经济负担是由疾病、失能（残疾）和过早死亡所造成的个人、家庭及社会的经济损失，主要包括直接经济负担、间接经济负担和无形经济负担。直接经济负担是指个人、家庭和社会直接用于治疗疾病的费用总和。间接经济负担是指由于疾病、伤残和死亡使得有效劳动时间减少以及劳动能力降低，从而给社会和家庭造成的损失。无形经济负担是指疾病对个人和家庭成员造成的精神压力、生命年损失和生活质量下降，如患者和亲友因疾病而产生的痛苦、抑郁等心理状况。②

---

① 魏巧玲：《恶性肿瘤疾病负担研究》，硕士学位论文，厦门大学，2009。
② 蔡乐主编《慢性病疾病负担研究理论与实践》，科学出版社，2016，第 1～2 页。

（二）测量方法

在 1982 年前，卫生健康领域普遍认为疾病负担就是疾病引发死亡所造成的损失，因而这一阶段疾病负担的测量以死亡率、发病率等常规流行病学指标为主。1982 年美国疾病控制与预防中心提出潜在寿命损失年（Potential Years of Life Lost，PYLL）指标，使得疾病负担的测量开始考虑不同年龄别人群的死亡差异。1990 年后标准化的疾病负担评价方法体系初步建立，基本思路是将死亡和失能相结合以共同描述人群的健康状态，伤残调整寿命年（Disability‐Adjusted Life Years，DALYs）、质量调整寿命年（Quality‐Adjusted Life Years，QALYs）、伤残调整期望寿命（Disability‐Adjusted Life Expectancy，DALE）等指标相继被提出。目前，疾病负担的测量已发展为疾病负担综合评价（Comprehensive Burden of Disease，CBOD）体系，包括疾病导致的个人身体伤害（残疾、失能、早死、生活质量下降等）、个人和家庭成员的心理伤害，以及疾病对个人、家庭和社会造成的经济损失等方面。[①]疾病负担研究中常用的测量指标主要有以下几类。

第一，死亡率、发病率、死因顺位。这些基本指标通过对某一时段和某一地区内的死亡人数或者发病人数进行计算，反映出某种疾病在这一时段内的严重程度。这类指标的优点是可以反映一个地区的基本卫生状况，居民健康水平以及疾病的危害程度；缺点在于只能反映疾病所致死亡的严重程度，无法反映残疾、失能等状态。[②]

第二，潜在减寿年。PYLL 用疾病造成的寿命损失评价不同

---

① 徐云、王慧：《自闭症儿童的疾病负担与社会保障》，科学出版社，2018，第 5~7 页。

② 蔡乐主编《慢性病疾病负担研究理论与实践》，科学出版社，2016，第 9~12 页。

疾病造成负担的大小，也称因早死造成健康生命年的损失，其特
点是考虑到不同年龄组的人对寿命影响的不同，给不同年龄的死
亡以不同的权重，从而突出了"早死"比"晚死"对寿命减少危
害性更大。PYLL 率、标化潜在生命损失年、标化 PYLL 率、平均
潜在寿命损失年等指标都是基于 PYLL 发展出来的。这类疾病负
担测量方法的潜在假设为"疾病负担就是疾病造成死亡而引起的
个体或人群寿命的减少"，优点是弥补了死亡率和死因顺位等传
统指标无法考虑死亡年龄的不足；缺点在于只能考虑死亡这一种
结局，忽略了疾病可能造成的失能负担。[①]

　　第三，伤残调整寿命年。DALYs 是由因早死造成健康生命年
的损失（Years of Life Lost，YLLs）和因伤残造成健康生命年的损
失（Years Lived with Disability，YLDs）共同构成的一项综合指标，
即 DALYs = YLLs+YLDs。其中 YLLs 的计算为标准期望寿命减去死
亡年龄，即死于某年龄组标准期望寿命之前的年数为早死所致的
寿命损失年数。YLDs 主要通过某种疾病的年龄别发病数以及此
病的伤残权重（非致命性伤残的严重程度）来估计。DALYs 是目
前应用最多的、最具有代表性的疾病负担测量指标，其优点是综
合了疾病发病、死亡和残疾程度等多种结局，能够同时反映疾病
所致伤残和死亡两个方面，并且在不同国家、地区和人群中具有
较好的可比性；缺点在于只是以病态程度估计疾病负担，并未测
量疾病对健康的全部损害，且未涉及对家庭、亲友和社会所造成
的负担，计算较为烦琐。[②]

　　第四，健康期望寿命（Health Adjusted Life Expectancy，HALE）。
HALE 指的是具有良好健康状态的生命年及个体能在比较舒适的

[①]　S. I. Jang et al., "Disease Management Index of Potential Years of Life Lost as a Tool for Setting Priorities in National Disease Control Using OECD Health Data," *Health Policy*, 2014, 115 (1): 92-99.

[②]　S. Anand, K. Hanson, "Disability-Adjusted Life Years: A Critical Review," *Journal of Health Economics*, 1997, 16 (6): 685-702.

状态下生活的平均预期时间长度。HALE 是在期望寿命的基础上，从生命的质量和数量两方面综合反映人群健康水平的一种复合型指标。HALE 的优点是可直接与年龄别期望寿命进行比较，可反映哪类伤残水平所造成的期望寿命损失对人群生命质量影响最大；缺点在于实际研究中对于功能或残障状况的具体评定方法、标准并不一致，同类指标研究结果间的可比性较差。[1]

（三）疾病负担研究现状

关于疾病负担的研究，国外最早于 20 世纪六七十年代便开始了，而我国主要集中于 20 世纪 90 年代以后。第一个全球疾病负担研究可追溯至 1992 年，受世界银行委托，WHO 和哈佛大学公共卫生学院组织百余名科学家联合开展，这次研究量化了 100 多种疾病和伤害对全球 8 个地区人群的健康影响。此后，全球疾病负担研究多由 WHO 和 IHME 负责进行，至今已持续 30 余年。

1. 全球疾病负担现状

最新的全球疾病负担研究系统考察了全球 204 个国家和地区的生育率、死亡率、HALE、人口估计，以及 369 种疾病和伤害、87 种危险因素的疾病负担。在人口学指标方面，全球总人口从 1950 年的 25 亿人增至 2019 年的 77 亿人，总和生育率（Total Fertility Rate，TFR）自 1950 年的 4.97 持续下降至 2019 年的 2.31，年均出生人口数从 1950 年的 9590 万人增至 2016 年的约 1.4 亿人，2019 年的估计值为 1.36 亿人。1950~2019 年，全球死亡人数从 4360 万人增至 5650 万人，5 岁以下儿童死亡数从 1990 万人减少至 1630 万人，撒哈拉沙漠以南的非洲地区下降最明显，占全球下降人数的 36.5%；全球人均期望寿命从 51.1 岁增至

[1]　D. G. Manuel et al., "Measuring the Health Burden of Chronic Disease and Injury Using Health Adjusted Life Expectancy and the Health Utilities Index," *Journal of Epidemiology & Community Health*, 2002, 56 (11): 843-850.

73.5 岁。HALE 从 1990 年的 56.9 岁增至 2019 年的 63.5 岁。[1]

1990~2019 年，由非传染性疾病和伤害导致的疾病负担比例从 21% 增至 34%，其中，2019 年导致全球疾病负担增加的 10 种主要疾病为：新生儿疾病、缺血性心脏病、脑卒中、下呼吸道感染、腹泻病、慢性阻塞性肺疾病、道路伤害、糖尿病、腰痛、先天性出生缺陷（见图 3-5）。从不同年龄段来看，0~9 岁儿童的 DALYs 在 1990~2019 年下降了 57.5%，2019 年影响其 DALYs 的 10 大原因中有 6 种属于传染病，包括下呼吸道感染（第 2 位）、腹泻病（第 3 位）、疟疾（第 5 位）、脑膜炎（第 6 位）、百日咳（第 9 位）和性传播感染（这一年龄段全部为先天性梅毒）。10~24 岁青少年的 DALYs 在 1990~2019 年仅下降了 6.2%，2019 年影响其 DALYs 的前 5 位原因依次为：道路伤害、头痛、自我伤害、抑郁障碍、人际暴力。影响 25~49 岁人群 2019 年 DALYs 的前 5 位原因依次为：道路伤害、HIV/AIDS、缺血性心脏病、腰痛、头痛。50~74 岁人群和 75 岁及以上人群中 2019 年影响 DA-LYs 的主要原因是缺血性心脏病和脑卒中，这两个年龄组糖尿病和慢性肾脏病的 DALYs 在 1990~2019 年明显增加。

疾病负担的危险因素归因研究中主要分析了两个指标。第一是全球死亡人数，2019 年全球女性死亡归因的前 5 位危险因素依次是高收缩压、膳食风险、高空腹血糖、室内空气污染、高体质指数，男性死亡归因的前 5 位风险因素依次为吸烟、高收缩压、膳食风险、室内空气污染、高空腹血糖。第二是 DALYs，如图 3-6 所示，1990 年影响全球 DALYs 的前 5 位危险因素依次为儿童消瘦、低出生体重、妊娠期短、室内空气污染、吸烟，2019 年影响全球 DALYs 的前 5 位危险因素依次为高收缩压、吸烟、高空腹

---

① C. J. L. Murray et al., "Five Insights from the Global Burden of Disease Study 2019," *The Lancet*, 2020, 396 (10258): 1135-1159.

1990年主要原因 / 2019年主要原因对照表

1990年主要原因	1990年DALYs百分比
1 新生儿疾病	10.6(9.9~11.4)
2 下呼吸道感染	8.7(7.6~10.0)
3 腹泻病	7.3(5.9~8.8)
4 缺血性心脏病	4.7(4.4~5.0)
5 脑卒中	4.2(3.9~4.5)
6 先天性出生缺陷	3.2(2.3~4.8)
7 疟疾	3.1(2.8~3.4)
8 道路伤害	2.7(2.6~3.0)
9 麻疹	2.7(0.9~5.6)
10 肺结核	2.5(1.4~4.1)
11 慢性阻塞性肺病	2.3(1.9~2.5)
12 蛋白质-能量营养不良	2.0(1.6~2.7)
13 溺水	1.4(1.2~2.1)
14 自我伤害	1.4(1.2~1.5)
15 肝硬化	1.3(1.2~1.5)
16 脑膜炎	1.3(1.1~1.5)
17 溺水	1.3(1.1~1.4)
18 头疼	1.1(0.2~2.4)
19 抑郁障碍	1.1(0.8~1.5)
20 糖尿病	1.1(1.0~1.2)
21 肺病	1.0(1.0~1.1)
22 疾例	1.0(0.9~1.2)
23 缺铁性贫血症	1.0(0.7~1.3)
24 人际暴力	0.9(0.9~1.0)
25 百日咳	0.9(0.4~1.7)
27 年龄相关性听力损失	0.8(0.6~1.1)
29 HIV/AIDS	0.8(0.8~0.9)
30 HIV/AIDS	0.8(0.6~1.0)
32 腰痛	0.8(0.6~1.0)
34 抑郁障碍	0.7(0.5~1.0)
35 其他肌肉骨骼疾病	0.7(0.5~1.0)

2019年主要原因	2019年DALYs百分比	1990~2019年每10万人DALYs计数变化率	1990~2019年每10万人年龄标化DALY变化率
1 新生儿疾病	7.3(6.4~8.4)	-32.3(-41.7~-20.8)	-32.6(-42.1~-21.2)
2 缺血性心脏病	7.2(6.5~7.9)	50.4(39.9~60.2)	-28.6(-33.3~-24.2)
3 脑卒中	5.7(5.1~6.2)	32.4(22.0~42.2)	-35.2(-40.5~-30.5)
4 下呼吸道感染	3.8(3.3~4.3)	-56.7(-64.2~-47.5)	-62.5(-69.0~-54.9)
5 腹泻病	3.2(2.6~4.0)	-57.5(-66.2~-44.7)	-64.6(-71.7~-54.2)
6 先天性出生缺陷	2.9(2.6~3.2)	25.6(15.1~46.0)	-39.8(-44.9~-30.2)
7 道路伤害	2.9(2.6~3.0)	2.4(-6.9~10.8)	-31.0(-37.1~-25.4)
8 糖尿病	2.8(2.5~3.1)	147.9(135.9~158.9)	24.4(18.5~29.7)
9 腰痛	2.5(1.9~3.1)	46.9(43.3~50.5)	-16.3(-17.1~-15.5)
10 无先天性出生缺陷	2.1(1.7~2.6)	-37.3(-50.6~-12.8)	-40.0(-52.7~-17.1)
11 HIV/AIDS	1.9(1.6~2.2)	127.7(97.3~171.7)	58.5(37.1~89.2)
12 肺结核	1.9(1.7~2.0)	-41.0(-47.2~-33.5)	-62.8(-66.6~-58.0)
13 抑郁障碍	1.8(1.4~2.4)	61.1(56.9~65.0)	-1.8(-2.9~-0.8)
14 自我伤害	1.8(0.9~3.1)	-29.4(-56.9~-6.6)	-37.8(-61.9~-6.2)
15 头疼	1.8(0.4~3.8)	56.7(52.4~62.1)	1.1(-4.2~2.9)
16 脑膜炎	1.8(1.6~2.0)	33.0(22.4~48.2)	-26.8(-32.5~-19.0)
17 溺水	1.8(1.6~2.0)	69.1(53.1~85.4)	-16.2(-24.0~-8.2)
18 疟疾	1.6(1.2~1.8)	93.2(81.6~105.0)	6.3(0.2~12.4)
19 其他肌肉骨骼疾病	1.6(1.2~2.1)	128.9(122.0~136.3)	30.7(27.6~34.3)
20 年龄相关性听力损失	1.6(1.2~2.1)	82.8(75.2~88.9)	-1.8(-3.7~-0.1)
21 肺病	1.5(1.4~1.7)	47.1(31.5~61.0)	-14.5(-22.5~-7.4)
22 自我伤害	1.3(1.2~1.5)	-5.6(-14.2~-3.7)	-38.9(-44.3~-33.0)
23 肝硬化疾病	1.2(0.9~1.5)	48.7(45.8~51.8)	-6.8(-8.7~-4.9)
24 人际暴力	1.2(0.8~1.5)	53.7(48.8~59.1)	-0.1(-1.0~-0.7)
25 缺铁性贫血症	1.1(0.8~1.5)	13.8(10.5~17.2)	-16.4(-18.7~-14.0)
26 人际暴力	1.1(1.0~1.2)	10.2(3.2~19.2)	-23.8(-28.6~-17.8)
40 腹泻病	0.6(0.5~0.8)	-51.3(-59.4~-42.0)	-57.2(-64.4~-48.6)
41 蛋白质-能量营养不良	0.6(0.5~0.7)	-71.1(-79.6~-59.7)	-74.5(-82.0~-64.5)
46 百日咳	0.5(0.5~0.6)	-60.6(-65.2~-53.6)	-68.2(-71.9~-62.8)
55 百日咳	0.4(0.2~0.7)	-54.5(-74.6~-16.9)	-56.3(-75.6~-20.3)
71 麻疹	0.3(0.1~0.6)	-89.8(-92.3~-86.8)	-90.4(-92.8~-87.5)

图例：传染性疾病、母婴疾病、营养相关疾病　　非传染性疾病　　□伤害

图 3-5　影响1990~2019年全球 DALYs的前 25 位原因

资料来源：T. Vos et al., "Global Burden of 369 Diseases and Injuries in 204 Countries and Territories, 1990-2019: A Systematic Analysis for the Global Burden of Disease Study 2019," *The Lancet*, 2020, 396(10258): 1204–1222。

1990年主要危险因素	1990年DALYs百分比
1 儿童消瘦	11.4(9.5~13.6)
2 低出生体重	10.6(9.9~11.4)
3 柱杆菌短	8.7(8.1~9.5)
4 室内空气污染	8.0(6.2~10.0)
5 吸烟	6.2(5.8~6.6)
6 不安全用水	6.2(4.7~7.6)
7 高收缩压	5.9(5.3~6.5)
8 儿童低体重	4.9(3.9~6.3)
9 不安全卫生条件	4.6(3.7~5.6)
10 洗手	3.2(2.3~4.0)
11 高空腹血糖污染	3.0(2.5~3.5)
13 环境颗粒物污染	2.7(1.8~3.8)
14 低密度脂蛋白胆固醇	2.7(2.2~3.2)
15 酒精使用	2.6(2.3~2.9)
16 高体质指数	2.6(1.5~4.0)

2019年主要危险因素	2019年DALYs百分比	1990~2019年每10万人DALYs计数变化率	1990~2019年每10万人年龄标化DALY变化率
1 高收缩压	9.3(8.2~10.5)	53.1(43.0~62.7)	-27.0(-31.7~-22.6)
2 吸烟	7.9(7.2~8.6)	24.3(15.9~33.9)	-39.0(-43.1~-34.4)
3 高空腹血糖	6.8(5.8~8.0)	122.9(110.0~135.7)	7.4(1.5~13.8)
4 低出生体重	6.3(5.5~7.3)	-41.4(-49.7~-31.0)	-41.3(-49.6~-30.8)
5 高体质指数	6.3(4.2~8.6)	138.2(106.1~186.9)	18.0(2.2~42.3)
6 柱杆菌短	5.5(4.7~6.3)	-38.9(-47.3~-28.0)	-38.9(-47.3~-27.9)
7 环境颗粒物污染	4.7(3.8~5.5)	67.7(27.9~126.1)	0.3(-21.2~30.7)
8 高低密度脂蛋白胆固醇	3.9(3.2~4.7)	41.5(21.1~50.4)	-32.2(-36.7~-27.8)
9 酒精使用	3.7(3.3~4.1)	37.1(27.3~47.9)	-23.7(-29.2~-17.7)
10 室内空气污染	3.6(2.7~4.6)	-56.1(-64.7~-46.0)	-68.2(-74.0~-61.6)
11 儿童消瘦	3.3(2.6~4.1)	-71.7(-77.4~-65.2)	-72.9(-78.4~-66.6)
13 不安全用水	2.6(1.9~3.3)	-59.3(-68.1~-46.7)	-65.9(-73.0~-55.4)
17 不安全卫生条件	1.6(1.3~2.1)	65.5(-72.9~-54.8)	-71.0(-77.0~-61.8)
19 洗手	1.3(0.9~1.4)	-58.7(-65.9~-49.8)	-64.2(-70.5~-56.3)
22 儿童低体重	1.1(0.9~1.4)	-77.8(-82.7~-71.7)	-79.5(-84.0~-73.8)

环境和职业危险因素　　行为危险因素　　代谢危险因素

图 3-6　1990~2019 年全球主要危险因素的归因疾病负担

资料来源：C. J. L. Murray et al., "Global Burden of 87 Risk Factors in 204 Countries and Territories,1990–2019: A Systematic Analysis for the Global Burden of Disease Study 2019," *The lancet*,2020,396(10258): 1223–1249。

血糖、低出生体重、高体质指数。此外,从 2019 年不同年龄组的 DALYs 指标来看:0~9 岁儿童的前 3 个归因危险因素都与营养不良有关(低出生体重、妊娠期短、儿童消瘦);10~24 岁青少年的前 3 个归因危险因素是缺铁、酒精使用和不安全性行为;25~49 岁年龄组的最重要归因危险因素是酒精使用;50~74 岁、75 岁及以上年龄组的最重要归因危险因素是高收缩压。

根据全球疾病负担的最新研究结果,缺血性心脏病、糖尿病等慢性疾病以及高体质指数、高空腹血糖、环境颗粒物污染等高危因素应该是当前全球卫生健康实践关注的重点。

2. 中国疾病负担现状

关于我国疾病负担最近的研究由中国疾病预防控制中心与 IHME 合作完成,该项研究系统分析了 1990~2017 年中国 34 个省级行政区 359 种疾病和伤害以及 84 种危险因素的疾病负担。2017 年,导致中国疾病负担增加的 10 种主要疾病与伤害为:脑卒中、缺血性心脏病、慢性阻塞性肺疾病、肺癌、道路伤害、新生儿疾病、肝癌、糖尿病、颈部疼痛、抑郁障碍(见图 3-7)。2019 年,脑卒中和缺血性心脏病是影响 DALYs 的主要原因,与发展水平相似的国家(如俄罗斯)相比,中国的脑卒中、慢性阻塞性肺疾病、肺癌、肝癌、颈部疼痛和胃癌的患病率较高。所有省份的肝癌患病率均高于同等发展程度国家水平,DALYs 比根据发展水平估计的值高出 2~7 倍。此外,不同省份人群的健康状况存在巨大差异,东部城市、沿海区域和经济发达省份的居民通常比西部农村和贫困地区居民更健康。吸烟是影响 21 个省份 DALYs 的首要危险因素,高空腹血糖、高收缩压、高体质指数以及许多省份环境颗粒物污染的归因顺位正在上升。[①]

---

① M. Zhou et al., "Mortality, Morbidity, and Risk Factors in China and Its Provinces, 1990-2017: A Systematic Analysis for the Global Burden of Disease Study 2017," *The Lancet*, 2019, 394 (10204): 1145-1158.

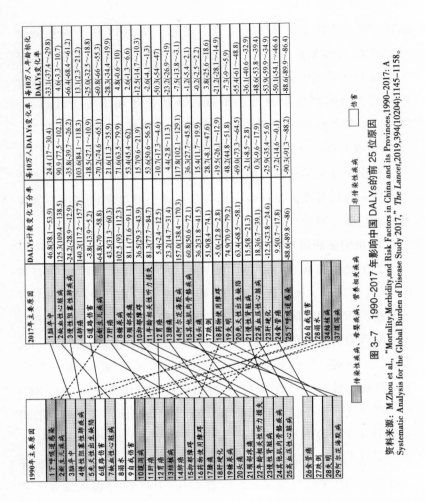

图 3-7　1990~2017 年影响中国 DALYs 的前 25 位原因

资料来源：M.Zhou et al., "Mortality,Morbidity,and Risk Factors in China and its Provinces,1990-2017: A Systematic Analysis for the Global Burden of Disease Study 2017," *The Lancet*,2019,394(10204):1145-1158。

　　值得关注的是，尽管当前传染性疾病已不是导致我国疾病负担增加的主要原因，但传染病（特别是新发传染病）仍然是我国公共卫生领域面临的主要威胁，而人口流动是影响我国传染病疾病负担增加的重要因素。研究表明，城乡迁移过程对空气传播疾病（如肺结核、流行性感冒、麻疹）、血液传播疾病（如乙型肝炎、丙型肝炎）、性传播疾病（如梅毒、HIV/AIDS、人乳头瘤病毒感染）、蚊媒传播疾病（如流行性乙型脑炎、疟疾、登革热）4类传染病的传播和分布具有重要影响。因此，以进一步降低我国传染病负担为目的的卫生健康政策应该将传染病传播与人口流动过程联系起来综合考虑。[1]

第三节 从治疗疾病转向促进健康

纵观人类历史，因社会、经济和环境等变化而带来的健康风险，一直是公共健康政策关注的焦点。19世纪工业革命对自然环境与人类健康造成的负效应推动了西方流行病学和公共健康革命的兴起，人们逐渐发现主动预防疾病是降低发病率和死亡率、提升健康水平及生命质量的最有效措施。此后，全球公共健康政策的目标开始从"以治病为中心"转变为"以健康为中心"。新中国成立70多年来，始终把人人享有基本医疗卫生服务和全民健康覆盖作为奋斗目标，卫生健康事业经历了从除害灭病到科学防控、从卫生防疫到全民健康治理的发展历程，建设"健康中国"已上升为国家发展战略。

一 三次卫生革命

所谓革命，即人们在改造自然和改造社会中所进行的重大变革。人类应对疾病的策略与措施总是根据特定历史时期疾病的构成特点及流行规律而不断调整，其发展历程大致可分为三个阶段，即医疗卫生史上的三次革命。第一次卫生革命起源于19世纪下半叶，其目标是控制当时严重威胁人类健康的传染病、寄生虫病和营养缺乏性疾病，通过抗生素、免疫接种、消毒、杀虫、灭鼠等一系列综合性的社会卫生措施，传染病发病率和死亡率大幅下降，仅半个世纪就基本消灭和控制了天花、麻风、鼠疫和霍乱等烈性传染病，第一次卫生革命首先在发达国家完成。第二次

---

[1] 周海青等：《中国人口流动对传染疾病负担的影响及应对策略：基于文献的分析》，《公共行政评论》2014年第4期。

卫生革命开始于 20 世纪五六十年代，其目标是控制心脑血管疾病、恶性肿瘤、意外伤害、糖尿病和精神病等慢性非传染性疾病，针对第二次世界大战后社会快速发展而带来的疾病谱变化，许多国家通过发展早期诊断技术、提高治疗效果、加强疾病和健康危险因素监测、改变不良的行为生活方式、提倡合理营养和体育锻炼等措施，努力降低慢性非传染性疾病的发病率和死亡率，取得了显著成效。第三次卫生革命又称为新公共卫生（New Public Heath）运动，其目标是提高生命质量、促进全人类健康长寿、实现人人享有卫生保健。第三次卫生革命的成功需要全社会树立"大医学""大卫生""大健康"的观念，坚持可持续发展战略，加强健康教育和健康促进，推行"个体—家庭—社区"联动的保健服务等综合性措施。不同国家和地区所处卫生革命阶段并不一致，发达国家这三个阶段经历了约 100 年，现已普遍进入第三阶段，但第二阶段的主要问题仍然存在；发展中国家则同时面临三个阶段的问题。[1]

　　新中国成立初期，各地区各部门便以"除四害"、讲卫生、整治环境为重点开展了爱国卫生运动，通过一系列综合性的疾病防治措施完成了第一次卫生革命。20 世纪 60 年代开始，我国先后消灭了本土的天花与脊髓灰质炎，成功培育乙肝疫苗，有效遏制了鼠疫、肺结核、麻疹、白喉、伤寒、血吸虫等历史上长期肆虐的传染病，第一次卫生革命明显改善了全体国民的体质和健康状况，人口平均期望寿命从新中国成立前的 35 岁增加到 1978 年的 68 岁，婴儿死亡率从 1950 年的 250‰降至 1981 年的 50‰。[2] 20 世纪 90 年代，我国经历了从第一次卫生革命向第二次卫生革

---

① K. Harper, G. Armelagos, "The Changing Disease-Scape in the Third Epidemiological Transition," *International Journal of Environmental Research and Public Health*, 2010, 7（2）: 675-697.

② 张宗久:《从"看上病"到"保健康"》,《中国卫生》2018 年第 12 期。

命的转变，疾病防治的重点开始从传染病向高血压、心脏病、脑卒中、癌症等慢性非传染性疾病转移，卫生健康事业逐渐转变为"以人民健康为中心"。

二 "健康中国"国家战略

党的十八大以来，我国医疗卫生事业获得长足发展，深化医药卫生体制改革取得突破性进展，人民健康和医疗卫生水平大幅提升，主要健康指标优于世界中高收入国家平均水平。同时，我国医疗卫生事业发展不平衡不充分与人民健康需求之间的矛盾仍比较突出。在新的历史条件下，2015 年 10 月，党的十八届五中全会提出"推进健康中国建设"的新目标。2016 年 8 月在全国卫生与健康大会上，习近平总书记发表了主旨为"把人民健康放在优先发展战略地位"的重要讲话，强调"没有全民健康，就没有全面小康""推进健康中国建设，是中国共产党对人民的郑重承诺""坚定不移贯彻预防为主方针，努力为人民群众提供全生命周期的卫生与健康服务"。[①] 同年 8 月的中共中央政治局会议审议通过了《"健康中国 2030"规划纲要》，标志着建设"健康中国"上升为国家战略。2017 年 10 月，党的十九大报告提出"实施健康中国战略"，并进一步做出总体部署。

（一）战略主题

"共建共享、全民健康"，是建设健康中国的战略主题。核心是以人民健康为中心，坚持以基层为重点，以改革创新为动力，预防为主，中西医并重，把健康融入所有政策，人民共建共享的卫生与健康工作方针，针对生活行为方式、生产生活环境以及医疗卫生服务等健康影响因素，坚持政府主导与调动社会、个人的

---

① 陈维嘉：《把人民健康放在优先发展战略地位——习近平以人民为中心的卫生健康观探析》，《经济社会体制比较》2018 年第 4 期。

积极性相结合，推动人人参与、人人尽力、人人享有，落实预防为主，推行健康生活方式，减少疾病发生，强化早诊断、早治疗、早康复，实现全民健康。

共建共享是建设健康中国的基本路径。从供给侧和需求侧两端发力，统筹社会、行业和个人三个层面，形成维护和促进健康的强大合力。要促进全社会广泛参与，强化跨部门协作，深化军民融合发展，调动社会力量的积极性和创造性，加强环境治理，保障食品药品安全，预防和减少伤害，有效控制影响健康的生态和社会环境危险因素，形成多层次、多元化的社会共治格局。要推动健康服务供给侧结构性改革，卫生计生、体育等行业要主动适应人民健康需求，深化体制机制改革，优化要素配置和服务供给，补齐发展短板，推动健康产业转型升级，满足人民群众不断增长的健康需求。要强化个人健康责任，提高全民健康素养，引导形成自主自律、符合自身特点的健康生活方式，有效控制影响健康的生活行为因素，形成热爱健康、追求健康、促进健康的社会氛围。

全民健康是建设健康中国的根本目的。立足全人群和全生命周期两个着力点，提供公平可及、系统连续的健康服务，实现更高水平的全民健康。要惠及全人群，不断完善制度、扩展服务、提高质量，使全体人民享有所需要的、有质量的、可负担的预防、治疗、康复、健康促进等健康服务，突出解决好妇女儿童、老年人、残疾人、低收入人群等重点人群的健康问题。要覆盖全生命周期，针对生命不同阶段的主要健康问题及主要影响因素，确定若干优先领域，强化干预，实现从胎儿到生命终点的全程健康服务和健康保障，全面维护人民健康。

（二）战略目标

到 2020 年，建立覆盖城乡居民的中国特色基本医疗卫生制度，健康素养水平持续提高，健康服务体系完善高效，人人享有基本医疗卫生服务和基本体育健身服务，基本形成内涵丰富、结构合理的健康产业体系，主要健康指标居于中高收入国家前列。

到 2030 年，促进全民健康的制度体系更加完善，健康领域发展更加协调，健康生活方式得到普及，健康服务质量和健康保障水平不断提高，健康产业繁荣发展，基本实现健康公平，主要健康指标进入高收入国家行列。到 2050 年，建成与社会主义现代化国家相适应的健康国家（见表 3-6）。

表 3-6　健康中国建设主要指标

领域	指标	2015 年	2020 年	2030 年
健康水平	人均期望寿命（岁）	76.34	77.30	79.00
	婴儿死亡率（‰）	8.1	7.5	5.0
	5 岁以下儿童死亡率（‰）	10.7	9.5	6.0
	孕产妇死亡率（1/10 万）	20.1	18.0	12.0
	城乡居民达到《国民体质测定标准》合格以上的人数比例（%）	89.6（2014 年）	90.6	92.2
健康生活	居民健康素养水平（%）	10	20	30
	经常参加体育锻炼人数（亿人）	3.6（2014 年）	4.35	5.3
健康服务与保障	重大慢性病过早死亡率（%）	19.1（2013 年）	比 2015 年降低 10%	比 2015 年降低 30%
	每千常住人口执业（助理）医师数（人）	2.2	2.5	3.0
	个人卫生支出占卫生总费用的比重（%）	29.3	28 左右	25 左右
健康环境指标	地级及以上城市空气质量优良天数比率（%）	76.7	>80	持续改善
	地表水质量达到或好于Ⅲ类水体比例（%）	66	>70	持续改善
健康产业指标	健康服务业总规模（万亿元）	—	>8	16

资料来源：《中共中央 国务院印发〈"健康中国 2030"规划纲要〉》，中国政府网，http://www.gov.cn/zhengce/2016-10/25/content_5124174.htm。

（三）战略任务

《"健康中国2030"规划纲要》以"大卫生""大健康"为理念，按照从内到外、从主体到环境的顺序，依次针对个人生活与行为方式、医疗卫生服务与保障、生产与生活环境等健康的微观和宏观影响因素，提出普及健康生活、优化健康服务、完善健康保障、建设健康环境、发展健康产业5个方面的战略任务。

普及健康生活的内容包括：加强健康教育（提高全民健康素养、加大学校健康教育力度），塑造自主自律的健康行为（引导合理膳食、开展控烟限酒、促进心理健康、减少不安全性行为和毒品危害），提高全民身体素质（完善全民健身公共服务体系、广泛开展全民健身运动、加强体医融合和非医疗健康干预、促进重点人群体育活动）。

优化健康服务的内容包括：强化覆盖全民的公共卫生服务（防治重大疾病、推进基本公共卫生服务均等化），提供优质高效的医疗服务（完善医疗卫生服务体系、创新医疗卫生服务供给模式、提升医疗服务水平和质量）、充分发挥中医药独特优势（提高中医药服务能力、发展中医养生保健治未病服务、推进中医药继承创新），加强重点人群健康服务（提高妇幼健康水平、促进健康老龄化、维护残疾人健康）。

完善健康保障的内容包括：健全医疗保障体系（完善全民医保体系、健全医保管理服务体系、积极发展商业健康保险），完善药品供应保障体系（深化药品、医疗器械流通体制改革，完善国家药物政策）。

建设健康环境的内容包括：深入开展爱国卫生运动（加强城乡环境卫生综合整治、建设健康城市和健康村镇），加强影响健康的环境问题治理（深入开展大气、水、土壤等污染防治，实施工业污染源全面达标排放计划，建立健全环境与健康监测、调查和风险评估制度），保障食品药品安全（加强食品安全监管、强化药品安全监管），完善公共安全体系（强化安全生产和职业健康、促进道路交通安全、预防和减少伤害、提高突发事件应急能力、健全口岸公共卫生体系）。

发展健康产业的内容包括：优化多元办医格局，发展健康服务新业态，积极发展健身休闲运动产业，促进医药产业发展（加强医药技术创新、提升产业发展水平）。

自中共中央、国务院印发《"健康中国2030"规划纲要》以来，各地各有关部门认真贯彻落实，扎实推进健康中国建设，启动实施健康中国行动。2015～2020年，我国人均预期寿命从76.34岁提高到77.93岁，婴儿死亡率从8.1‰降至5.4‰，5岁以下儿童死亡率从10.7‰降至7.5‰，主要健康指标居于中高收入国家前列，个人卫生支出占卫生总费用的比重下降至27.7%。"十四五"时期，我国卫生健康事业将以构建强大公共卫生体系、深化医药卫生体制改革、健全全民医保制度、推动中医药传承创新、建设体育强国、深入开展爱国卫生运动为重点，全面推进健康中国建设。①

---

① 《国务院办公厅关于印发〈"十四五"国民健康规划〉的通知》，中国政府网，http://www.gov.cn/zhengce/content/2022-05/20/content_5691424.htm。

第四章　人口流动与传染性疾病的传播

回顾全球传染病史，每一次人类活动足迹的扩展，都曾扩大传染病的传播范围。大航海时代，天花和鼠疫跟随欧洲人的船只侵染了更多的港口；工业革命后城市人口激增，被圈限于恒河流域的霍乱开启了多次全球旅行；"一战"中，大流感跟随美军登陆欧洲，又由各国军人带至全球；全球化的发展促使 1960 年之前早已存在的艾滋病闻名于世；超级流动时代下新冠疫情的暴发是历史的又一次重演，且扩散更为迅速。从人口流动的角度来思考传染性疾病的传播史，对我们今天乃至未来的传染病防治都具有深远意义。

第一节　人口流动与传统传染病

由于殖民扩张、宗教活动、国际贸易的发生与发展，人口流动与聚集日益频繁。虽然人口流动满足了人类政治、经济、文化交流与发展的需求，但同时也成了传染病迅速扩散的便车。

一　从草原骑兵到海上汽船：鼠疫杆菌的全球旅行

鼠疫（Plague）是由鼠疫杆菌引发的，是一种存在于啮齿类动物与跳蚤身上的一种人畜共通传染病，通常借由跳蚤传染给各种动物及人类。从古至今，鼠疫一直是人类文明的梦魇。鼠疫杆菌经由血液感染全身，患者皮肤出现血斑，发高烧，或脸部肿胀，最后全身长满黑斑而死，这也是鼠疫被称为黑死病的原因。鼠疫主要有三种类型：腺鼠疫、肺鼠疫、败血性鼠疫。传染途径大致可分为两类：一是接触或食用被感染动物的组织，或被感染的动物叮咬而感染；二是接触或吸入病患的脓液、餐具、唾液或飞沫而感染。鼠疫不仅具有强大的感染性，还有着极高的致死率，未经治疗的腺鼠疫的致死率达到 50%，肺鼠疫以及原发性败血性鼠疫未经治疗的致死率则是 100%。

大多数文献认为迄今为止，人类历史上共发生过三次鼠疫大流行。第一次大流行发生于 6 世纪，起源于埃及的西奈半岛，持续了五六十年，以当时在位的东罗马帝国皇帝查士丁尼一世的名字命名，称为"查士丁尼瘟疫"（Plague of Justinian），死亡近 2500 万人。[1] 这场瘟疫使得东罗马帝国丧失了大量的人口，粮食生产能力大幅下降并且导致了饥荒，而这期间帝国还遭遇了多次地震和战争，整个社会陷入了极度悲观的气氛中。第二次大流行发生于 14~18 世纪，即在欧洲迅速蔓延的"黑死病"，这次大流行造成全球 1/3（约 7500 万人）和欧洲 1/4（约 2500 万人，当时欧洲人口的平均寿命下降约 10 岁）人口死亡，意大利和英国的死亡人数达到本国人口数的一半[2]，是人类历史上后果最严重、影响最大的一次瘟疫。第三次大流行发生于 19 世纪末至 20 世纪初，总共波及 60 多个国家，死亡人数达千万人。

当历史学家和医学家们在探寻鼠疫大流行的起源与传播路线时，发现这个过程离不开最基本的人口学现象：人的迁移与流动。据考证，鼠疫最早的疫源地之一是中国和印度之间的喜马拉

---

[1] 此处为欧洲全境死亡人数估计值，也有观点认为整个蔓延区域的死亡总数近亿人。因当时缺少健全的统计和报告制度，确切死亡人数无从知晓。参见王旭东、孟庆龙《世界瘟疫史：疫病流行、应对措施及其对人类社会的影响》，中国社会科学出版社，2005。

[2] 欣正人编著《瘟疫与文明》，山西人民出版社，2004。

雅山地区。那么，鼠疫又是如何从遥远的喜马拉雅传播到欧洲，乃至全世界呢？一些学者猜想这可能与蒙古骑兵在整个欧亚大陆的扩张有关。①

（一）草原骑兵与海上汽船

13～14 世纪，大草原的游牧民族利用他们超凡的机动性和军事力量不断向南扩张到农业文明地区，可能在这个过程中将鼠疫杆菌带回了蒙古草原，并随着蒙古骑兵以及横跨欧亚大陆的商队向欧洲传播。有一种说法是 1346 年，鼠疫在蒙古军队中蔓延，蒙古金帐汗国（Golden Horde）围攻现乌克兰境内的港口城市卡法（Caffa）时，鼠疫死者被蒙古军队用弩机抛入卡法城内，随即疫情传播至城内。在蒙古军队因为疫情过于严重而撤军后，卡法城内的热那亚商人也随即乘船逃回意大利，途中停靠的港口陆续暴发鼠疫疫情。1347 年，鼠疫开始在君士坦丁堡蔓延，随后沿顺时针和逆时针两个方向路线席卷整个欧洲和中东。②

第三次鼠疫大流行的暴发与人口的流动也密不可分，但传播速度更快更广，那是因为鼠疫杆菌搭乘了更快的交通工具——汽船和火车。关于第三次鼠疫大流行，普遍认为起源于中国西南部的云南省。据史料推断，其传播途径有两种可能。一是沿着滇粤陆路通道传播。19 世纪早期，怒江上游构成了鼠疫感染区与未感染区的分界线。1855 年云南爆发了起义，中国军队跨过怒江前往镇压。由于未意识到鼠疫传染的危险，染病后的军人和难民就把它带往两广一带。二是沿着桂粤海路商贸通道传播。当时的鸦片贸易十分发达，云贵边民在英国商人的怂恿下开始私种鸦片，并

---

① 〔美〕威廉·麦克尼尔：《瘟疫与人》，余新忠、毕会成译，中信出版社，2018。
② 王旭东、孟庆龙：《世界瘟疫史：疫病流行、应对措施及其对人类社会的影响》，中国社会科学出版社，2005。

贩运至东南沿海。鼠疫很有可能沿着这条贸易路线由北海经海路，传至广州、香港等地。① 无论是哪种途径，一旦鼠疫出现于广州和香港，其传播的速度就只受限于汽船把被感染的动物和人带到新港口的速度。1899~1900 年，鼠疫侵袭了各大洲，包括亚洲、非洲、大洋洲、欧洲、北美洲和南美洲，共有 60 多个国家出现了灾情，估计在中国和印度便导致约 1200 万人死亡，此次全球大流行一直持续至 1959 年才正式结束。② 1910 年，鼠疫由内蒙古满洲里首发，沿滨洲铁路传至齐齐哈尔等 22 个城市之后又以哈尔滨为中心继续扩散，历时 4 个月，黑龙江省发病 27434 人，患者全部死亡。③ 这条国际铁路在方便了中国与欧洲经济文化交流的同时，也增加了瘟疫跨境传播的风险。

草原骑兵打破了鼠疫感染区与未感染区的界限，海上汽船成为鼠疫扩散到全球的便利工具，人口的流动、发达的交通运输工具无疑成为传染性疾病传播的最佳媒介。随着大航海时代的来临，在人们尚不清楚老鼠和跳蚤在疾病传播中的作用时，鼠疫大流行也敦促了港口检疫的发生与发展。

（二）港口检疫与伍连德防疫

拉古萨（拉丁语为 Ragusina）位于达尔马提亚（Dalmatian）海岸，曾为威尼斯共和国的封侯国，现为克罗地亚的杜布罗夫尼克（Dubrovnik）。拉古萨凭借其优越的地理位置，成为为过往船只提供淡水等供给的中转站。作为水路贸易发达的港口城市，历史学家们认为拉古萨实施了最早记录的瘟疫控制措施，包括港口检疫、卫生办公室、鼠疫医院和卫生警戒线等，这些行动可能是

---

① 董强：《传染病的全球化与海关检疫：1894 年东亚腺鼠疫的流行及海关应对》，《海关与经贸研究》2019 年第 1 期，第 72~87 页。

② 数据来自大英百科全书官网，https://www.britannica.com/science/plague/History。

③ 纪树立主编《鼠疫》，人民卫生出版社，1988。

欧洲大陆大规模鼠疫流行病最终消失的主要原因。1377 年，反复发生的鼠疫促使拉古萨制定了一项法律：在距离城市与海港相当远的地方设置船只登陆处，所有可疑旅客须在空气新鲜、阳光充足的环境里停留 30 天后才准入境，并且把与他们接触的人也都隔离。Trentino（意大利语中的"30 天隔离期制度"）就起源于 trentina（意大利语中的"30 天"）。此后地中海沿岸港口纷纷效仿这项制度，隔离期由 30 天延长到 40 天，意大利语中的"40 天"是"quarantino"，这也是现在的名词"检疫"（quarantine）的来历。① 40 天足以让传染链在任何船只上中断，因此检疫措施在一定程度上遏制了鼠疫的传播。马赛、那不勒斯、热那亚、威尼斯等欧洲重要港口，都对港口疫病防治进行立法，防治举措包括通风、熏蒸、曝晒、消毒、焚烧、管制水源等，这些措施颇具现代检疫制度的特点。海关检疫与传染病的传播息息相关，也是国际商贸与人口流动日益频繁趋势下的必然产物。

　　1894 年，广州暴发鼠疫，粤海关在持续关注疫情的同时，深知鼠疫将会给广州贸易造成无可估量的损失，但其并未采取得力举措，甚至傲慢地认为广州民众自古对天灾人祸就有显著的免疫力。相反，香港已形成了较为完备的货物及人员进出境监管体系，船政署按照港口管理规则，管理所有商用进出港口船只，并要求其停泊至指定码头；出入口管理处负责出入境人员管理。海关检疫体系的构建对于控制由货物贸易和人口流动引起的传染病传播至关重要。在 2018 年中共中央印发的《深化党和国家机构改革方案》中，党中央高瞻远瞩地将国家质量监督检验检疫总局的出入境检验检疫管理职责和队伍划归海关总署，这一改革较为成功地将疫病阻挡于国门之外，在防止新冠疫情境外输入中发挥了重要作用。

---

① 王晓中等：《"卫生检疫"创始时间与地点初探》，《口岸卫生控制》2013 年第 2 期。

另外值得注意的是，1910 年的东北鼠疫不同以往发生较多的由染病的鼠蚤叮咬传播的腺鼠疫，而是可以通过空气飞沫在人群中传播的肺鼠疫。在此基础上，伍连德提出了一系列有效的防治措施，包括封锁山海关、停止火车运行、分发口罩、火化尸体、分区限行等，仅用不到四个月的时间为中国，也为世界化解了灾难。① 这是人类历史上第一次依靠科学手段，在人口密集的大城市成功控制传染病的行动，其机理在新冠病毒全球大流行的背景下仍然具有较强的现实意义。由伍连德领导下的哈尔滨中国防疫当局发明的简易纱棉口罩（即现今所称"伍氏口罩"）凭借经济与实用的优势得到了广泛应用并被万国鼠疫研究会认可。

二　从殖民战争到奴隶贸易：天花的蔓延与消灭

天花（Smallpox）是一种由天花病毒感染所致的急性传染病，传染性强，致死率高，被视为人类历史上最具毁灭性的疾病之一，也是唯一已被人类消灭的重大传染病。虽然天花已被消灭，但天花病毒作为潜在的生物武器，仍然为全世界所关注。目前已知的唯一剩余的天花病毒储存在美国疾病控制与预防中心和俄罗斯国家病毒学和生物技术载体研究中心的冷冻库中。天花病毒主要经呼吸道黏膜侵入人体，通过飞沫吸入或直接接触而传染。人感染天花病毒后表现为严重的病毒血症，高烧并伴有皮肤出现颗粒状脓肿，染病后死亡率高，若痊愈可获终生免疫。

根据埃及法老木乃伊面部遗留的天花特有瘢痕，学者推测天花病毒大约出现于 3000~4000 年前。② 天花的传播与全球人口增长及各区域和各大洲之间的人口流动（包括战争）密切相关。战

---

① 伍连德：《鼠疫斗士：伍连德自述》（上），程光胜、马学博译，湖南教育出版社，2011。

② 王旭东、孟庆龙：《世界瘟疫史：疫病流行、应对措施及其对人类社会的影响》，中国社会科学出版社，2005。

争是古代世界各地疫病相互"交流"的加速器，战争的参与者既
是瘟疫的传播者，也是瘟疫的受害者。自波斯帝国开始对希腊远
征以来，我们可以清楚地看到，以欧、亚、非三大洲交界处为中
心，在不到1000年的时间里就出现了多次征服与反征服的战争，
不同地域、不同种族的人们在这里厮杀，为某些对人类危害极大
的烈性传染病大流行提供了条件。尤其是对于天花这类感染一次
即可获得长期乃至终身免疫力的传染病，一旦某一"处女"族群
初次接触这些传染病，极有可能使整个国家和社会遭受毁灭性打
击，就像天花对阿兹特克帝国和印加帝国所造成的影响一样。

（一）阿兹特克和印加的消亡

中世纪时，墨西哥中央高原小国林立，各自为政，阿兹特克
（Aztec）依靠战争和外交，在不到一个世纪时间内结束了分裂局
面，建立了庞大的帝国。当时的阿兹特克拥有世界上数一数二的
大城市，宫殿华丽，庭园精巧，运河两旁树木成行，金银器工
艺、珠宝玉石加工、羽毛编织工艺都十分发达，连西班牙人都不
得不承认阿兹特克的首都比罗马和君士坦丁堡要雄伟豪华得多。
在阿兹特克帝国的鼎盛时期，它的版图横跨辽阔的美洲中部，西
起太平洋，东至大西洋，北抵沙漠，南达丛林地带，人口约有
3000万。然而自从1519年西班牙人登陆墨西哥后，阿兹特克人
就全部毁灭在西班牙人手里了。根据记载，1520年，西班牙殖民
者埃尔南·科尔特斯（Hernando Cortes）率领的殖民军向阿兹特
克发起进攻，双方展开血战，西班牙人并未能取得优势，陷入一
筹莫展之中。然而，一件始料不及的事发生了。西班牙人身上的
天花病毒先是传染了个别的阿兹特克人，而后一传十、十传百地
迅速在阿兹特克帝国中扩散。阿兹特克人从未见过这种病毒，因
此毫无抵抗和免疫力。1521年，西班牙人终于靠着特殊的武
器——天花病毒，攻陷了阿兹特克帝国，成千上万的阿兹特克人

惨遭杀戮，街道上血流成河，阿兹特克人迅速被消灭。在战争与疾病两方面因素的夹击下，阿兹特克人口锐减，保守来说至少一半的阿兹特克人患天花死亡①，一个强大的帝国就此灭亡了。

类似的历史不断重演，原先人丁兴旺的印第安王国一个接一个地被天花和枪炮联手打垮，另一个拉美帝国印加帝国（Inca Empire）也因为天花病毒的攻击而被西班牙殖民者轻而易举地征服。西班牙殖民者弗朗西斯科·皮萨罗（Francisco Pizarro）于1531年率领区区168人从巴拿马出发，准备去侵略人口近600万，兵力约8万的印加帝国。皮萨罗能如此狂妄，除了此时的印加帝国正发生内战，还有一个重要因素是印加帝国正在暴发天花瘟疫。当皮萨罗踏上印加帝国疆土时，发现了大片的无人区，连群山中的堡垒都无人守卫，这大大方便了他那只有100多人的殖民军，用凶残的方式征服了印加帝国。

殖民者很快意识到天花对美洲印第安人有着巨大杀伤力，天花是一种有利的战争武器，有资料记载殖民统治者有意向殖民地人民扩散病毒的丑行，例如将天花患者用过的毯子、枕头等作为礼物送给印第安人。在天花的肆虐下，几个原先有数百万人口的印第安部落减少到只剩数人或完全灭绝。西班牙人曾就此估计，美洲印第安人第一次感染天花的死亡率约为25%~50%。历史学家们对16世纪美洲感染天花的总人数说法不一，最高估计有8000万人左右，最可信的估计是2000万~3000万人。无论如何，到16世纪末，生存下来的印第安人人口估计刚刚超过100万。②

（二）传教活动与奴隶贸易

天花的传播不仅和殖民战争有关，也和殖民活动期间人与人

---

① 欣正人编著《瘟疫与文明》，山西人民出版社，2004。
② 王旭东、孟庆龙：《世界瘟疫史：疫病流行、应对措施及其对人类社会的影响》，中国社会科学出版社，2005。

的密切交往相关，尤以传教活动和黑奴贸易最为典型。①

1493 年，哥伦布第二次航行到达美洲，随船而来的还有第一批传教士。此后，大批传教士接踵而至，他们辅助殖民者展开一系列殖民活动，试图利用福音的力量教化印第安人，对他们进行精神控制。传教士的这种政治功能让他们成为传播天花最有力的媒介之一。16~17 世纪，教会对西葡属美洲的渗透无孔不入。每个城市的主广场都有集中传教区，传教士从一个地区流动到另一个地区，走访边远地区的印第安部落，为印第安人举行洗礼、婚礼、葬礼、祈祷和忏悔等集体宗教仪式。信徒们往往被聚集在一起列队行进、唱赞美诗歌、问答教义、听弥撒以及在教会的公共土地上劳动。印第安人频繁地参加传教士举行的各种集体宗教活动，携带病毒的传教士在教堂、修道院和印第安村落之间来回奔波，成为引入和传播天花的媒介。除此之外，修道会还以照顾病人和穷人的名义，把分散在村落里的印第安人聚集到拥挤不堪、疾病肆虐的教堂"聚集区"，这种人口聚集反而让事情变得更糟。1660 年，巴西耶稣会士在一些大河的河岸上建立了传教机构，聚集了大约十万印第安人，一场天花流行后约 4.4 万人丧生，9 年后又有 2 万人死于天花。

除此之外，奴隶贸易网络也加剧了天花病毒的传播。地理大发现，使病原体环球旅行成为现实。早期殖民者在给新大陆输入病原体的同时，也把新大陆的病原体带回欧洲，使洲际的病原体实现了互动，促使原有的某些病原体发生变异而增强了杀伤力，或者是病原体间的互动不断产生新类型的疫病。医学史专家研究表明，在古代欧洲，天花并不是最致命的杀手，但洲际的沟通空前加强后，天花对欧洲人的威胁就更严重了。于是，有研究者猜

---

① 刘去非：《16~17 世纪西葡殖民时期美洲天花大流行的特点及其影响》，《世界历史》2020 年第 6 期。

测天花很可能起源于撒哈拉沙漠以南的非洲，而不是亚洲。这种致死率极高的天花病毒，有可能伴随大西洋上的奴隶贸易而得以四处传播。

新航线开辟后，西班牙殖民者视奴隶制为统治和剥夺印第安人土地的手段。之后的 400 年里，奴隶船开始横渡大西洋，穿梭于非洲、欧洲和美洲之间，捕奴队、奴隶船、港口、交易所、大庄园共同构成一张巨大的贸易网络，全方位、多渠道的复杂交往模式，为天花多途径的传播提供了绝佳条件。天花借此跨越大洋，从港口深入内地，扩展它的影响范围，并以这样的方式继续在印第安人中肆虐。大规模贩卖印第安人奴隶和黑人奴隶促使天花从一个疾病环境传播到另一个新的疾病环境，由此奴隶贸易把天花从沿海带入巴西内陆地区。

三 从地方病到世界流行：霍乱的七次大流行

霍乱（Cholera），无疑是 19 世纪最厉害的流行病，至今还对人类健康构成威胁。

霍乱是一种烈性肠道传染病，由一种可在水和食物中生存数周的病原体——霍乱弧菌所致，多发生于夏季，具有传染性强、传播速度快、死亡率高的特点。人们在摄入受到霍乱弧菌污染的水源或食物后，如果霍乱弧菌被吞下又没有被酸性胃液杀死，它就可以在碱性的肠道内迅速繁殖。患者往往在几个小时内就会出现剧烈腹泻、呕吐，进而引起人体内部水和电解质紊乱与损失，最终脱水死亡。霍乱可以通过饮用水、食物、生活接触而传播，其中水的作用最突出，霍乱弧菌随着人的吐泄物流到水源中，继续污染，继续传播。

迄今为止，霍乱一共出现过七次全球大流行，被称为"曾摧毁地球的最可怕瘟疫之一"。从 1817～1926 年的一百多年间，恒河三角洲地区的霍乱引发过六次世界性大流行。

第一次是在 1817~1822 年，抵达欧洲边境。

第二次是在 1826~1837 年，经俄国、德国到达英国东北部；于 1832 年被爱尔兰移民带入加拿大，又由加拿大传到美国。

第三次是在 1839~1863 年，发源地是孟加拉地区，但波及范围更广，席卷了亚洲、欧洲、北美洲和非洲。

第四次是在 1865~1875 年，由一艘从埃及开往英国的航船传入欧洲。

第五次和第六次分别发生在 1883~1896 年和 1910~1926 年。由于西方人已经掌握了霍乱的病因和传播方式，改进了公共卫生和公共设施，所以这两次流行对西欧和北美的影响很小，而在印度、俄罗斯、中东和北非肆虐。

目前的第七次大流行于 1961 年始于南亚，1971 年波及非洲，1991 年扩大到美洲，至今仍无终止迹象。根据研究人员估计，世界范围内霍乱每年导致 130 万~400 万例病例，以及 2.1 万~14.3 万例死亡，造成 20 亿美元以上的经济损失。①

（一）殖民扩张，贸易与宗教朝圣

历史上印度有水葬的习俗，将人的尸体置于恒河中使其顺流而下，因此印度和孟加拉国境内恒河流域成了疾病的策源地。并且，由于地理位置和交通的限制，恒河三角洲地区与世界各国隔绝，霍乱的传播速度比较缓慢，医学史家形容是"霍乱骑着骆驼旅行"。所以，长期以来，霍乱一直是印度恒河三角洲的地方病。恒河随着雨季呈周期性泛滥，霍乱就会在恒河下游地区迅速流行开来。然而随着殖民战乱、国际贸易、宗教朝圣等人类活动的不断扩大，霍乱也更新了"旅行方式"，跟随轮船、铁路和人类的脚步，从地方病转变成世界流行病。可以说，19 世纪霍乱大流行

---

① 数据来自世界卫生组织，https：//www. who. int/zh/news-room/fact-sheets/detail/cholera。

是大规模人口迁移、交通运输发展和殖民扩张的产物。

19 世纪初，工业革命中的英国国力蒸蒸日上，殖民地也在猛烈扩张。1817~1822 年第一次霍乱大流行时，坚船利炮武装下的英国军队在印度加尔各答进进出出，当殖民者贪婪地攫取利益的时候，霍乱也随着两条线路出境。一条是陆路传播，活动范围相对有限，在印度北部边境打了好几仗的英国军队把霍乱从加尔各答带到了尼泊尔和阿富汗。另一条是海路传播，活动范围更为广泛，船只在 1820~1822 年把霍乱传到锡兰、东南亚、中国和日本。一批旨在查禁奴隶贸易的英国远征队在阿拉伯半岛的马斯喀特登陆，把霍乱带到了这里；随后，霍乱又随着奴隶贩子的行踪向南沿非洲东海岸渗透。1820 年清嘉庆年间传入中国的霍乱就是由英军从印度带来的。据文献记载，"自 1820 年，英国用兵于缅甸，一旦霍乱流行，直由海道经缅甸，达广州，波及温州及宁波两处，以宁波为剧。次年真性霍乱遂流行于中国境内，由宁波向各埠蔓延，直抵北平直隶山东等省"。[①] 英国的殖民统治以及日渐频繁的海上贸易使印度的霍乱快速突破其原有流行区域来到中国，首先在中国东南沿海一带发作，随即迅速向内地传播，大约在 1824 年（道光四年）逐渐告一段落，不过霍乱弧菌从此便留在了中国。

1826 年，第二次大流行使霍乱第一次进入欧洲和美洲，真正成为全球性的疾病。这次大流行始于孟加拉国，又同样沿着第一次大流行的路线折向南俄罗斯。随着俄罗斯对波斯、土耳其、波兰的一连串军事行动，霍乱来到了巴尔干，从这里由船只和商人传到英国。1832 年，霍乱侵入爱尔兰，爱尔兰移民又把它带到了加拿大，并南下美国。这场流行病反反复复持续了将近 20 年，直到 1851 年才渐渐消退。

① 伍连德：《中国霍乱流行史略及其古代疗法概况》，《同仁医学》1935 年第 4 期。

　　此后每隔几年到几十年，霍乱就会大流行一次。在前六次大流行中，仅印度就死亡约 3800 万人①，给人类带来巨大灾难。英国前前后后共遭遇四次霍乱流行，最严重的是在 1854 年，仅一年就死亡 2.3 万人。② 霍乱长期以来只是恒河三角洲的地方性疾病，1817 年之后就逐渐传播到全世界，欧洲国家的殖民扩张活动是造成 19 世纪霍乱全球性流行的主要原因。首先，从事殖民侵略和争霸的军队在全球范围内的流动，加速了霍乱传播；其次，由西欧前往美洲的移民以及殖民者从事的奴隶贸易将霍乱带到了北美和拉美。同样，工业革命带来的交通技术发展大大加速了霍乱的传播，这正如威廉·麦克尼尔在《瘟疫与人》中所说："18世纪中期之后更先进的汽船和铁路运输所取得的成就之一，就是加快了霍乱从所有重要的世界中心向全球传播的步伐。"欧洲殖民者正是通过快捷的现代交通工具渗透到世界各个角落，从而把病菌带到了世界各地。因此查尔斯·罗伯特·达尔文在 1836 年 1 月 12 日的航行日记中评论欧洲疾病传播时写道："无论欧洲人走到哪里，死亡就似乎降临到那里的土著居民身上。"③

　　综观这几次大规模的霍乱流行，从传播媒介和方式来看，除了欧洲的军队、殖民者（移民）和商人一起造成了疾病的远距离传播，朝圣者也构成了传播主体。

　　1817 年之前，印度教的节庆吸引着大量的朝圣者涌向恒河下游，朝圣者有机会感染上霍乱，但严格的习俗曾经相当成功地将霍乱传播限定在印度本土，霍乱从未越过它作为地方病的活动边界。然而在 1831 年，霍乱在麦加伊斯兰朝圣者中出现了，其波

---

① 吴诗品：《霍乱：不该被遗忘的老瘟疫》，《新发传染病电子杂志》2018 年第 4 期。

② 毛利霞：《从隔离病人到治理环境：19 世纪英国霍乱防治研究》，中国人民大学出版社，2018。

③ 刘文明：《十九世纪上半叶霍乱流行的全球史审视》，《光明日报》2015 年 3 月 28 日。

及范围却比印度教朝圣要广得多。信徒们回家时，或向西至摩洛哥，或向东达棉兰老岛，这种可怕的瘟疫与穆斯林朝圣活动结伴而行，在 1831~1912 年出现不少于 40 次。特别是在将麦加与伊斯兰教朝圣者所在国联系起来的铁路以及蒸汽船引入后，这种瘟疫就更严重了。无独有偶，第七次霍乱大流行菌株在进化过程中经历了南亚—中东—印度尼西亚的迁移路线，该路线由宗教朝圣等人类活动造成①，而沿途的独特环境和存在的其他细菌为霍乱大流行新菌株的形成提供了进化动力和关键遗传物质来源。

另外，也有联合国维和人员无意间引入导致霍乱暴发的情况。2010 年 11 月，海地暴发霍乱疫情，影响了 80 多万人，造成 9792 人丧生。② 一些民众认为这场霍乱是由联合国维和部队的尼泊尔籍士兵传入的，还引发了抗议示威和相关暴力冲突等事件。2010 年 1 月 12 日，海地发生里氏 7.3 级强烈地震，事发数月之后，联合国维和人员到达海地维护安全并援助民众。不幸的是，有数位维和士兵来自霍乱盛行的尼泊尔。数十名流行病学专家当时表示，霍乱在海地绝迹已有 150 多年，此番再次出现极有可能是受尼泊尔维和人员传染。2016 年 12 月，联合国方面公开向海地人民道歉，联合国前秘书长潘基文说：“对于霍乱的暴发及其在海地的蔓延，我们做得不够。我们为自己的角色深表歉意。”联合国与海地政府一起启动了《海地霍乱新应对策略》，并取得进展。目前这一疫情已经停止，海地最近确诊的霍乱病例是在 2019 年 1 月的最后一周，患者是一个不满 5 岁的男孩。

---

① D. Hu et al., "Origins of the Current Seventh Cholera Pandemic," *Proceedings of the National Academy of Sciences of the United States of America*, 2016, 113 (48): E7730-7739.
② 《海地一度霍乱肆虐：过去一年未出现一例病例》，联合国网站，https://news. un. org/zh/story/2020/01/1049831。

（二）从隔离到治理

第二次霍乱大流行期间，欧洲人就其"传染性"发生争论[1]，大规模检疫和隔离措施与当时的现代化建设、殖民统治、重商主义等发展思路相矛盾，因此社会主流观点不愿承认其传染性，没有实施防疫措施，相关医学研究进展缓慢，导致疫情大规模扩散。

随着流行范围的扩大及人们对霍乱认识的逐渐深入，传染派的观点逐渐占据上风，但人们并不了解是什么导致霍乱及其传播的。在关于霍乱病因的大讨论中，当时主流观点认为霍乱来自不干净的空气，瘴气学说大行其道。基于霍乱的流行往往伴随大规模的人口迁移和海上贸易，欧洲大部分国家都采取应对传染病最常用的方法——隔离。一些国际性机构试图规范航运流程、检查船只是否携带霍乱等传染病。1832 年，英国政府成立中央卫生委员会，确立了一种前所未有的隔离体系，该体系的主要内容包括：成立军事化管理的防疫站，收容霍乱患者；医生按时检查每间隔离病房，便于及时治疗；在各地设立专门的卫生观察员，定期走访周围群众，每隔一天汇报一次新发现的霍乱患者并立即带走；不愿把患者送入防疫站的居民，其住所也会被放上隔离标志，并限制其与其他居民的自由往来；迅速埋葬霍乱死者，组织亲人送行。[2] 由于各国的隔离措施不统一且程序繁杂，有学者将当时的隔离规则和实践描述为"令人愤怒，有意设置障碍而近乎残暴的"措施，受到了公众的指责和反对。另外，出于政治或经济利益的考虑，强制性的隔离和封锁阻碍了国际贸易与旅行，给

---

[1]　非传染派认为霍乱是不传染的，是由道德、阶级种族等方面原因引起的，非传染派的观点在第一次霍乱大流行之后盛行一时。

[2]　马克·哈里森：《疾病的漩涡：19 世纪的霍乱与全球一体化》，邹翔译，《西南民族大学学报》（人文社科版）2018 年第 2 期。

一些海上贸易发达的国家和群众带来重大经济损失，隔离措施的有效性也存在争议。以现在的视角来看，隔离措施只是一个预防和过渡手段，不知道病因的隔离即使奏效也只是"治标"之策，用它阻止霍乱前进的脚步是一厢情愿。

1845 年 8 月，伦敦出现了小范围的霍乱。英国医生约翰·斯诺（John Snow）通过实地调查和严密推理，利用标点地图的方法绘制了霍乱患者的"死亡地图"，其发现死亡病例集中分布在剑桥区宽街（Broad Street）街角的一口公共水泵周围，其通过著名的"宽街实验"论证了霍乱与饮用水的关系。1855 年他公开发表了《论霍乱的传播方式》（On the Mode of Communication of Cholera）一文，提出了完整的霍乱传播理论。1883 年，德国微生物学家罗伯特·科赫（Robert Koch）成功发现并分离了霍乱弧菌，完整地证明了水中的霍乱弧菌是导致霍乱的真凶，为霍乱之谜画上了一个完美的句号。发端于斯诺"死亡地图"的流行病学成为日后预防医学产生的基础，目前这种方法仍然是揭示疾病（或卫生事件）空间分布特征的经典方法。今天我们在应对新冠疫情中所用的健康宝、健康码等正是该方法在大数据时代的体现。而从疫情中诞生的公共卫生理念和由此引发的公共卫生运动，推动着欧洲乃至世界公共卫生现代化的步伐。

19 世纪末，配套的治疗措施和疫苗接种制度有效遏制了霍乱疫情。1900 年，埃及当局对所有过往旅客进行强制检疫并于 1913 年规定了强制接种霍乱疫苗的制度，此后霍乱不再骚扰穆斯林朝圣活动。"一战"期间德国为军队士兵强制注射了疫苗，之后霍乱通过俄国战俘侵蚀了匈牙利和奥地利军队，但德国军队因接种了疫苗而躲过一劫。20 世纪，疫苗科技和医治水平的不断进步逐渐削弱了霍乱的破坏力。目前，口服补液、静脉输液和抗生素的治疗体系已经能有效医治病患，死亡率可控制在 1% 以下。

长期来看，改善居民用水卫生条件是防疫之本，建立全球性预警系统和防控机制是全球战疫的重要举措。19 世纪的霍乱大流行使各国政府开始积极建立卫生保健规则和兴建新式卫生下水道系统，有效防止了霍乱再次暴发。但是目前世界贫困地区卫生条件仍然堪忧，全球约 20 亿人无法获得清洁水，厕所等卫生设施的缺乏也是霍乱流行的重要原因。2017 年 10 月，由 50 多个联合国机构、学术和非政府组织等组成的全球控制霍乱工作小组发布的《结束霍乱：2030 年全球路线图》提出，力争到 2030 年将霍乱造成的死亡人数减少 90%，并在 20 个国家消除这一疾病。路线图详述了实现目标的 3 大关键点：首先是早期诊断和快速应对；其次是跨部门应对，尤其是针对那些范围较小但大量人口受影响的热点地区；最后，要有效地在国家、区域和国际层面进行协调，向受影响国家提供技术和资源方面的支持。

四　从世界大战到流感大战：西班牙女郎的故事

流行性感冒（Influenza），简称流感，是人类已知的最古老和最常见的疾病之一，是由流感病毒引起的一种常见急性呼吸道传染病。医学界公认流感的危害不亚于艾滋病和战争。事实上，全球每年有超过 2 万人死于流感，迄今为止还没有一种方法可以完全预防这种流行病。翻开人类传染病流行史，早在古希腊时期就已经有了类似流感的疾病记述。19 世纪到现在，全世界已经发生了多次流感大流行。就传染性和致命性而言，1918 年的流感大流行是历史上人类所遭受的最严重的流行病，也就是人们常说的"西班牙流感"。现在的科学研究表明，"西班牙流感"其实并不起源于西班牙，"零号病人"也并不出现于西班牙。那从欧洲向全世界蔓延的大流感为什么会被命名为"西班牙流感"呢？因为当时正处于第一次世界大战期间，虽然该病已经在法国和美国造成了很高的死亡率，但英法美德和所有欧洲参战国，都实行严格的新闻管制，一切可能有损于前线士气的事情都不允许报道，更不允许把区域流感渲染成"瘟疫"。整个欧洲，只有中立国西班牙的媒体不受管制，他们不用报道战争，每天就报道自家的流感情况，全球媒体也迅速跟进，甚至还给在西班牙流行的流感病毒起了一个"西班牙女郎"的名字，1918 年的大流感也被流传为"西班牙流感"。"西班牙流感"这个名称是对一个国家或城市的污名化，尤其在经过科学证实西班牙并不是此次大流感的起源地后，现如今国际组织均不称其为"西班牙大流感"，而是"1918年大流感"（the 1918 influenza pandemic）。因此在本书中，我们将此次大流感也称为"1918 年大流感"。

（一）第一次世界大战下的三波流感浪潮

1918 年，一种新的流感病毒出现了。它是由具有禽类起源基因的 H1N1 病毒引起的，是 20 世纪以来四次流感大流行[①]中危害最为严重的一次。在同一时期，第一次世界大战正在发生，这无形之中成了 1918 年大流感暴发及迅速传播的主要原因。据估计，全球范围内感染人数超过 5 亿人，约占当时世界总人口数的 1/3，全球死亡人数至少为 5000 万人，[②] 而当时因战争死亡的人数约为1700 万人，可以看出 1918 年大流感对人类社会的长远影响绝不逊色于一场世界大战。1918 年大流感共有三个流行波，让我们跟随第一次世界大战的历史脚步去揭开战争下隐藏的流感危机。

第一次世界大战是一场帝国主义之间为重新瓜分世界和争夺全球霸权而爆发的世界级战争，战争时间从 1914 年 7 月 28 日奥匈帝国向塞尔维亚宣战持续到 1918 年 11 月 11 日德国投降。战场主要在欧洲，非洲、亚洲部分地区也受到波及。1917 年时，战争

---

① 四次大流行分别是：1918 年大流行（H1N1 病毒），1957～1958 年大流行（H2N2 病毒），1968 年大流行（H3N2 病毒），2009 年 H1N1 流感大流行（H1N1pdm09 病毒）。

② 〔美〕约翰·M. 巴里：《大流感：最致命瘟疫的史诗》，钟扬等译，上海科技教育出版社，2018。

接近尾声，战争的主动权已经掌握在协约国手中。此前美国并未参战，但出于利益的考虑，1917 年 4 月美国正式对德宣战，当时有 37.8 万美国士兵服役。美国正式参战后，人口开始大量聚集，致使流感疯狂肆虐迅速传播。6 月，美国为增加士兵人数而制定征兵制度，陆军开始在 32 个大型营地训练新兵，每个营地可容纳 2.5 万～5.5 万名士兵。1918 年 1～2 月，福斯顿军营（Camp Funston）附近的哈斯克尔县（Haskell County）暴发了流感样疾病。一些福斯顿军营的士兵家属就住在此地，士兵们在回家探亲后感染病毒并带回了军营。3 月 4 日，福斯顿军营的一个炊事兵报告得了流感，这也是感染 1918 年大流感的首个病例，此后三周内有 1000 多人病重，几千人感染。当流感侵袭了一个又一个军营之后，联邦政府并未对军队采取有效的措施，相反政府将征召男性入伍的年龄范围从 21～30 岁扩大到了 18～45 岁，这一年龄范围在流感死亡人数中占比最大。同时，当时的美国总统伍德罗·威尔逊（Woodrow Wilson）在宣布美国正式参战之后，随即展开了一系列以战争为中心的军事建设，先后建立了食品管理署、燃料管理署以及监控整个经济的战争产业部。除此之外，威尔逊还建造了许多军事设施，每一个都配备数万名以上的士兵或水手。这些军事产业的建设使数十万劳工聚在一起，而人口的大量聚集则为大流感的迅速传播提供了"便利"。另外，特殊气候是大流感暴发和传播的客观原因。由于部队未能提供冬衣及供暖不到位，士兵们开始违反军规，他们忽视了基于健康而制定的每个人的空间范围大小的规定，而选择了在床上挤做一团或围绕在火炉边取暖。在这种环境下，大规模的人群聚集在一起，城市人和农村人，军人和平民都开始接触，这也为流感的迅速传播提供了条件。1918 年 4 月 5 日，美国每周公共卫生报告中通报了堪萨斯州哈斯克尔的 18 例严重病例和 3 例死亡，这是首次公开提及流感的报告。然而，在战争时期，这件事没有引起重视。

1918 年 4~5 月，每个月都有数十万士兵携带着致命病毒，穿越大西洋，乘船奔赴欧洲战场，迅速感染了英、法、德军队，军队再传染给平民。4 月法国、5 月西班牙、6 月英国都相继发生疫情。这是第一波流感，虽然波及的范围广，发病率高，但主要是轻症，死亡率不高，因而没有得到重视。但恶劣的战场犹如一块生物学实验场，欧美士兵、印度士兵、尼日利亚和塞拉利昂的非洲士兵与来自中国、越南、老挝、柬埔寨的劳工混居一处，病毒在各个人种间不断传播和变异，最终演化成第二波的致命杀手。

7 月，流感似乎偃旗息鼓了，然而在 8 月第二波流感卷土重来，在美国达到顶峰，并于 9 月至 11 月迅速席卷全球。第二波疫情非常致命，仅在 10 月，1918 年大流感就杀死了大约 19.5 万名美国人。[①] 11 月，第一次世界大战结束，士兵们开始回国归乡，这进一步加剧了流感的传播。整个美国都陷入流感的阴云之中，学校停课，大量医生和护士患病，医院太平间爆满。由于许多卫生专业人员在第一次世界大战期间的美国军队服役，导致美国各地医疗人员短缺，红十字会紧急呼吁志愿者帮助护理病人。纽约市卫生委员会将流感添加到可报告疾病清单中，并要求所有流感病例在家中或城市医院隔离。芝加哥和美国许多其他城市一起关闭了电影院和夜校，并禁止公共集会。旧金山卫生委员会要求所有为公众服务的人都须戴口罩，并向所有居民发出强烈建议，要求他们在公共场合戴口罩。美国公共卫生协会委员会鼓励商店和工厂错开开门和关门时间，并尽可能让人们步行上班，尽量不使用公共交通工具，以防止过度拥挤。但是由于当时民众的卫生观念不强，当这些措施给他们的生活带来不便或者触及他们的利益时，他们也会进行不同程度的抵制。例如在旧金山，一些人将戴

---

① 　陈安、陈樱花：《病毒、传染病与人类》，上海科学技术出版社，2021。

口罩的规定看作对公民自由的侵犯，他们声称，口罩没有任何效果，所以没有必要。当宾夕法尼亚州卫生局命令小店关门时，匹兹堡市市长却公开指责这一决定。在伦敦，电影院必须定期通风的要求使得电影院老板们极为不满，认为这对电影院不公平，他们质问为什么不对更拥挤的火车做出通风要求。因此，一些防疫措施的执行程度大打折扣。

第三波流感发生在 1919 年的冬季和春季，在夏季神秘地消退。旧金山在 1 月的前五天报告了 1800 例流感病例和 101 例死亡，纽约市报告了 76 例流感病例和 67 例死亡。第三波流感流行程度轻，时间短，原因可能是第二波暴发使得大部分人被感染后产生了抗体。虽然大流行在第三波疫情后消退，但 H1N1 病毒继续季节性传播了几十年，并且在 2009 年又卷土重来，引发了新的大流行。

1918 年大流感对全世界来说都是巨大的灾难，尤其是美国，死亡人数达 67.5 万人，其政治、经济和人民健康都受到重创。1917 年，美国加入第一次世界大战时女性预期寿命为 54 岁，男性为 48 岁，第一波和第二波流感浪潮导致美国的平均预期寿命下降 12 岁（女性预期寿命降至 42 岁，男性降至 36 岁）。难怪在 2020 年新冠疫情出现以前，世界卫生组织会宣称 1918 年大流感为"有史以来最具有毁灭性的传染病"。

（二）运送军队和病毒的轮船

第一次世界大战的发生很大程度上推动了 1918 年大流感的传播，主要表现为人口的过度聚集和全球部队调动，其中现代交通工具的发展为军队的大规模运送提供了条件，也成为大流感迅速传播的客观条件。轮船是"一战"期间运送士兵的重要交通工具之一。1807 年，富尔顿建造了轮船"克莱蒙特"号，并试航成功。此后，"克莱蒙特"号被投入使用。1814 年，英国人亨利·

贝尔建造了"彗星号"客轮运送旅客,这是欧洲的第一艘客轮。1912年,丹麦的"杰兰加号"首次完成柴油机海轮的远洋航行。至此,轮船成为远洋航行重要的交通工具之一。第一次世界大战期间,美国通过轮船向欧洲战场输送了大量的士兵。即使在大流感期间,运兵舰也从未停止向海外运送士兵。轮船多用于远洋航行,航行时间长,空间密闭性强。轮船的这些特性在大流感期间得到了充分的显现:1918年9月下旬,"海怪号"轮船从美国出发向欧洲战场运送10万名士兵,离港后的48小时之内,被大流感击倒的士兵挤满了医务室。欧洲地区的大流感最早出现在布雷斯特,这正是美军登陆的地点。于是美国士兵携带的病毒迅速在法国士兵、英国士兵、德国士兵中传播开来。此后大流感席卷了欧洲、美洲、大洋洲、南亚、东亚等地区。

从世界其他地方远渡重洋来欧洲参战的并非只有美国人,还有英、法等国海外殖民地及相关领地的居民,尤其是印度人、新西兰人、澳大利亚人等,他们往返于这些地方与欧洲,也把流感带回了这些地方。例如,更为猛烈的第二波流感,就是通过英国皇家海军"尼亚加拉"号军舰带到新西兰的。1918年10月12日这艘军舰到达新西兰港口城市奥克兰,船上有流感患者,但当局没有采取措施就让患者上了岸,结果到31日奥克兰就有5人死于流感,由此引发了流感病毒在新西兰迅速传播,并给新西兰带来了灾难性的后果。另一个运送士兵的重要交通工具则是火车。火车与轮船具有相似的特性,人群大量聚集且空间密闭性很强,这使得流感更易传播。可见,现代交通工具的发展虽为人类的出行提供了便利,但在大流感暴发之时,也将流感携带者——人,快速地运送到世界各地,人口聚集与流动扩大了流感在世界各地的传播速度。

（三）大型集会下的流感暴发

第二波大流感暴发初期，美国卫生部门就提出了避免大型集会的建议，但政府忽视了卫生部门的建议。彼时，第一次世界大战正处于胶着状态。美国国内正处于战争动员的狂热之中，国家宣传机器开足马力，宣传参军，推销国债，动员人民支持战争。美国各地此时正到处举办游行活动。

1918 年 9 月 3 日，美国波士顿（返乡士兵的主要入境点之一）举行了"为自由赢得战争"游行，有 4000 名水兵参与了游行。两周之后，9 月 18 日，有 40 人因为流感死亡，一个月之后，死亡人数攀升至 3700 人。① 波士顿不得不宣布，城市进入紧急状态，开始实施宵禁、戴口罩、居家隔离等措施。

1918 年 9 月 28 日，费城举行了其历史上规模最大的一次游行——"自由公债运动"，有数千人参加，旁观人数达几十万。集会结束后的 72 小时内，全城 31 家医院里的病床全部爆满，并开始有患者死亡。此后，病情迅速加重并广泛蔓延。感染人数由原来的一天几百人增至成千上万人，死亡人数也由原来的一天一人、两人增至几百人。至此，流感与死亡开始在平民中迅速传播与蔓延。

此类大型集会下的流感暴发凸显的是当时政府对大流感的忽视，延误了流感防控的最佳时机，从而在一定程度上导致了大流感的传播与扩散，这给美国带来了糟糕的后果。费城公共卫生部门主管克鲁森公然否认流感会对城市造成威胁，并未针对流感采取任何举措，甚至还举行了大型集会运动，从而使流感在费城迅速传播。而与费城截然相反的是甘尼森小镇，《甘尼森新闻》则向公众发出警告："不能轻视这场疾病，它可不是开玩笑，而是

---

① 〔英〕马克·霍尼斯鲍姆：《人类大瘟疫——一个世纪以来的全球性流行病》，谷晓阳、李瞳译，中信出版社，2020。

一次可怕的灾难。"因此,甘尼森小镇无一人死于流感。费城的做法是大流感期间多数城市所采取的,而像甘尼森小镇这样的城市却寥寥无几,因此政府对大流感的忽视在一定程度上推动了大流感的传播。

第二节　人口流动与新型传染病

在世界紧密互动的今天,城市的扩张和人口的频繁流动叠加便捷快速的交通运输网络,病毒得以在极短的时间内由一国传播到另一国,因而可能将疾病带到地球的每个角落,使得新型传染病的传播更为迅速而广泛。

一　空调中的幽灵:军团菌

从流行病学的角度看,一方面,对于能够在人与人之间传播的传染病,流动人口往往扮演病原携带者的角色,将各种病菌、病毒或者寄生虫传播到其他地方和人身上。另一方面,对于不会在人与人之间传播的疾病,人口流动使得流动人口暴露于流入地特有的病源面前,成为健康威胁的受害者。1976 年,一批刚从费城回来的美国退伍军人就是这样一群受害者,在他们中出现了一种神秘的病症:肺炎、高热不退、干咳。当时的人们对这个发生在美国军团中的病一无所知,于是将其称为"军团病"。

(一)军团病的发现与流行

1976 年 7 月 21 日,正值美国独立两百周年纪念日,2300 名美国退伍军人协会宾夕法尼亚州分部的老兵们携家属来到贝尔维尤-斯特拉福德 (Bellevue-Stratford) 大酒店举行为期 4 天的年会。贝尔维尤-斯特拉福德大酒店号称全美最奢华的酒店,采用法国文艺复兴风格设计,不论是社会名流、皇室成员,还是州府领导，都偏爱此地。殊不知，这座被称为"宽街老贵妇"的酒店即将暴发历史上最为棘手的传染病之一，而暴发的源头就藏在它的空调和冷却水系统之中。

　　年会后，众多参会者出现严重程度不等的肺炎症状。这一爆炸性的新闻为欢乐祥和的气氛蒙上了阴影，幸运的是第二次疫情没有暴发，军团病没有蔓延到患者的家人和朋友身上。这次疫情共有 221 例确诊病例，其中 34 例死亡，病死率达 15.4%。① 6 个月后，病理学家才找到元凶——一种从未见过的细菌机体。1978年，美国疾病控制与预防中心和世界卫生组织在第一次军团病国际学术会议上将其正式定名为嗜肺军团菌（Legionella Pneumophi-la，以下简称"军团菌"），正式命名因吸入被军团菌污染的气溶胶而引起的严重呼吸道传染病为"军团病"（Legionellosis）。

　　军团菌是引起军团病的病原菌，其为革兰氏阴性杆菌，广泛存在于天然淡水和人工水域环境中，但这些环境中的军团菌数量不足以引起疾病。引起它快速生长繁殖的条件包括适宜生长的温度（34℃~54℃），以及不干净的死水等。所以酒店、医院和其他大型建筑的淋浴花洒、热水浴池、旋涡浴缸、喷雾设备、冷却塔、装饰性喷泉等特别适合军团菌生长。美国疾病控制与预防中心的调查结果表明，费城军团病暴发的 7 月，贝尔维尤-斯特拉福德大酒店的空调使用频繁，产热多；另外，由于气温高，冷却塔散热困难，一边产热增多，一边散热困难，冷却塔水温升高，军团菌生长繁殖活跃。最终，军团菌通过中央空调冷却塔工作时形成的气溶胶进入中央空调系统，当免疫力低下的人群吸入含有军团菌的气溶胶时，军团菌会进入肺部，引起可致命的急性呼吸道传染病。彼时，正好有一群年事已高并多伴有肺部疾病的低免疫力退伍老兵聚集在贝尔维尤-斯特拉福德大酒店，因而暴发了

---

① 〔英〕马克·霍尼斯鲍姆：《人类大瘟疫——一个世纪以来的全球性流行病》，谷晓阳、李瞳译，中信出版社，2020。

此次疫情。与此同时，一名公交车司机和几位宽街上的路人也在感染人群之中。

当存在合适的条件时，军团菌的生长和传播可能发生在世界任何地方。自 1976 年在美国首次发现军团病以来，全球 30 多个国家和地区都报道了军团病的暴发或散发。近些年，部分地区的发病率有所上升，病死率维持在较高水平。

军团病在美国属于国家法定传染病，采用国家法定传染病监测系统和军团病补充监测系统同时监测。发病率与死亡率周报（Morbidity and Mortality Weekly Report，MMWR）公布的美国军团病年度疫情数据显示，2019 年，全美报告军团病 8890 例，发病率为 2.71 人/10 万人[①]，而 2000 年的发病率仅为 0.39 人/10 万人，自 2000 年以来，军团病发病率上升近七倍，病例数增长了九倍。

为了控制军团菌的传播，欧洲一些国家于 1986 年专门成立了一个组织——欧洲军团菌感染工作组（The European Working Group for Legionella Infections，EWGLI），主要负责成员国内军团病的监测、应急、预防与控制，是目前国际上比较完善的军团病监测组织。欧洲最新的军团病报告显示 2019 年欧盟/欧洲经济区的总体发病率为 2.2 人/10 万人[②]（其中斯洛文尼亚报告的发病率最高，为 9.4 人/10 万人），2015 年的发病率为 1.4 人/10 万人，欧洲的军团病发病率也呈现上升的趋势。

我国将军团病列为新发传染病，不属于三类法定传染病，对军团病监测报告体系尚不完善，未建立起系统的军团病监测网络。我国军团病暴发的卫生事件报道和追踪较少，1982 年南京首

---

① 数据来自美国疾病控制与预防中心 2019 年传染病疫情数据，https://www.cdc.gov/nndss/data-statistics/infectious-tables/index.html。

② 数据来自欧洲疾病控制与预防中心 2019 年军团病流行报告，https://www.ecdc.europa.eu/en/publications-data/legionnaires-disease-annual-epidemiological-report-2019。

次报告了军团病病例，随后在各省区市均有散发病例报告。一项
对国内 1982~2016 年各类期刊数据库中发表的军团病暴发及相关
流行病学文献的分析，收录军团病暴发案例 11 起，涉及 224 例患
者①，暴发场所主要为部队营地、医院、学校等人群聚集处。我
国香港、台湾和澳门地区将军团病列为法定传染病，对公共设施
的军团菌风险管理和常规检测制度较为规范。2004 年，台湾报道
了一起医疗特护中心由于淋浴喷头污染导致 81 人患病的案例。
2017 年，澳门卫生局通报了 3 名香港旅客在澳门酒店居住后感染
的案例，并在酒店生活用水水样中检测出军团菌。

（二）跨国旅行浪潮下的军团病

感染军团病的患者主要是通过社区、旅途或医院这三种途径
感染，因此军团病可分为社区获得型、旅行获得型和医院获得
型。尽管许多水环境中存在军团菌，但大多数人患军团病的风险
很低。年龄大于 50 岁、现在或以前吸烟者、患有慢性肺部疾病
或免疫功能低下的旅行者在暴露于含有军团菌的雾化水时感染风
险增加。1976 年费城军团病就是旅行者暴露于贝尔维尤-斯特拉
福德大酒店被污染的空调和冷却水系统而感染上的，而酒店工作
人员因经常暴露在病原体的环境中，获得了免疫力，故而不易
染病。

由于生活水平的提高和便捷交通工具的发展，很多人都喜欢
在春夏等气候宜人的时节出门旅行，人口流动的增强使得旅行获
得型军团病病例增加，推动近些年军团病的发病率逐渐上升。据
欧洲军团病监测系统报告，1993~2008 年 16 年间欧洲军团病病例
升高幅度达 506%，② 其中旅行获得型病例占全部病例的 50%以

---

① 张美彤等：《国内军团菌病暴发病例临床特征分析》，《中华医院感染学杂志》
2018 年第 20 期，第 3187~3191 页。
② 数据来自欧洲军团菌感染工作组。

上。在美国，近15%的军团病病例在酒店、私人住宅或度假出租物业过夜。2005~2006年，美国共报告肺炎型军团病病例1332例，其中旅行获得型病例319例。[①] 当一个人在酒店洗澡，或站在装饰喷泉附近或在有冷却塔的城市中游览时，就可能被感染。2017年，加州暴发军团病感染，12起病例中9人都是加州迪士尼乐园的游客或员工。加州卫生局表示加州迪士尼乐园平常使用冷却水塔喷洒水雾，军团菌可能借此传播。加州迪士尼乐园随即宣布关闭2座冷却水塔，并开展消毒工作。

虽然军团病在全球各地均有暴发和散发病例，但从暴发的规模和频率来看，美国和欧洲是军团病暴发的集中区域，它们的军团病监测系统和防控措施也最为完善，有关军团病的科学研究也最为丰富。其主要原因就在于美国和欧洲的人口流动性非常强，商业和旅游业十分发达，每年（尤其是夏季）出差或旅游的人口数以亿计。联合国世界旅游组织（United Nations World Tourism Organization，UNWTO）公布的数据显示，2018年，全球国际旅游到访人数（过夜游客）达到14亿人次，欧洲依旧是最热门的旅游目的地，达到7.13亿人次，美洲地区游客人数有2.17亿人次，其总和约占全球国际旅游人次的2/3。[②]

近些年，由于新型冠状病毒的肆虐，人口流动有所限制，旅行获得型军团病有所减少。但很多大楼和建筑楼也因此封闭了数月，长时间的水停滞为军团菌的生长创造了有利条件。2020年5~7月，美国多地发现军团菌：加利福尼亚州一家度假酒店称在停业期间，酒店自来水的军团菌检测结果呈阳性；俄亥俄州凯特林市一学校员工被诊断出军团病，随后该校园有四处地点均检测出军团菌；宾夕法尼亚州西切斯特大学校园建筑物中也发现了这种细菌；密歇根州布卢姆菲尔德希尔斯一家疗养院也出现一例军

---

① 数据来自美国疾病控制与预防中心。
② 数据来自联合国世界旅游组织。

团病病例。悉尼、新加坡、中国澳门等多个国家和地区均有在重返工作岗位后感染军团菌的病例的报道。由此可以看出，人口流动与传染病的暴发有着千丝万缕的联系。

（三）军团病的防控

目前尚没有疫苗可用于预防军团病，治疗方式相对有限，军团病引起的公共健康威胁应当通过预防和控制措施来应对，降低发病风险。综合分析认为，军团病暴发与聚集性疫情的感染来源特征为：冷热水系统污染导致的疫情比例最高，多为医院获得型和旅行获得型；空调冷却水和冷凝水系统污染是最早并最为常见的感染来源，多为社区获得型和医院获得型；水疗与温泉污染导致的疫情以旅行获得型和社区获得型多见。

在感染者个人层面，应当主动报告发病两周内离开家的旅行史，因为军团病的发病率较低，感染者从暴发源回来后分散在各地，若未及时报告旅行史，医院及相关机构则难以监测，那么疫情就难以在第一时间得到控制，只会有越来越多的感染者从暴发源走出来。同样，对于接诊感染者的医生而言，应当主动询问其两周内的旅行史，为疫情的溯源提供必要的信息。

在国家和国际组织层面，在源头上控制空调和水系统中军团菌的生长是重中之重。为了预防由于人口流动或人群聚集引起的军团病暴发，世界卫生组织以及一些国家或地区对军团菌的预防和控制都确定了一定的规范和要求。

1. 世界卫生组织

世界卫生组织指出军团病引起的公共卫生威胁可由负责建设安全或供水系统安全的当局实施用水安全计划得到解决。这些计划必须专门针对建筑物或者供水系统，由此采用针对军团菌等确定危险的控制措施并定期实施监测，包括对器械进行良好维护，定期清洗和消毒并采取其他方面的物理（温度）或者化学措施

（生物药剂），以最大限度地减少细菌繁殖。主要包括：

对冷却塔进行定期维护、清洗和消毒，同时经常或者持续性添加生物药剂；

安装除水器，减少气溶胶从冷却塔向外扩散；

在按摩浴池中保持诸如氯等生物药剂的适当浓度，同时至少每周对整个系统实施一次全面排水和清理；

使冷热水系统保持清洁，并保持热水温度在 60°C 以上以及冷水温度在 20°C 以下，或采用替代方法，用相关生物药剂进行处理，控制细菌繁殖，特别是在医院和其他保健机构以及老年保健设施内；

每周对建筑物内未用的水龙头进行放水冲洗，减少水流静止情况；

对向医院高度易感病人及存有吸入危险的人员提供的水额外采取防护措施。

世界卫生组织还发布了关于如何为游泳和沐浴创造安全场所的国际指南，其目的是降低人们患军团病的风险。

2. 美国

美国疾病控制与预防中心认为军团病可以通过水资源管理计划（Water Management Programs）来预防，水资源管理计划是一个多步骤、连续的过程，旨在确定建筑物中军团菌可能生长和传播的区域，通过管理和监控供水系统降低风险，在发现风险时采取适当措施。水资源管理计划现已成为美国大型建筑的行业标准。同时，美国疾控中心为公共卫生和建筑业主与运营商开发了军团菌控制工具包，提供了关于在军团病暴发的常见来源中控制军团菌的简明、可操作的信息，有助于促进军团菌控制工作，并保护建筑物内的员工、访客和周围社区的安全。

另外，美国疾控中心发布了酒店管理者、度假租赁业主、游轮运营商、公共热水浴缸管理者等防控军团菌的注意事项和相关指南，以保护出现在这些场所的流动人口的健康。例如参与热水浴缸维护的人员应该：

获得州或地方当局推荐的操作员和化学品处理培训；

阅读并遵守《泳池员工/业主运营公共热水浴池的情况说明书》；

监测并保持足够的消毒剂水平（游离氯为 3~10 ppm 或溴为 4~8 ppm）和 pH 值（7.2~7.8），即使不使用热水浴缸也是如此。

遵循制造商的建议清洁或擦洗热水浴缸（例如每天检查和去除生物膜），更换过滤器和水，并进行所有其他维护活动。

考虑为热水浴缸安装自动消毒系统，而不是手动喷洒消毒剂。

3. 欧洲

由于广泛的媒体宣传，公众越来越意识到旅游住宿与军团病之间的关系，人们要求各国政府和公共卫生官员采取适当的行动，为自己提供充分的保护。欧洲军团菌感染工作组在 2005 年发布了一份十分详尽的关于防止和控制旅行相关的军团病传播的指南 "European Guidelines for Control and Prevention of Travel Associated Legionnaires' Disease"，旨在提供一系列规范的可操作的程序，控制和预防与旅行有关的军团病，其中包括为宾馆或其他相关建筑的水系统维护人员提供全面防治军团菌的技术方法和标准，以及当军团病暴发时，住宿场所应该采取的措施流程图。该措施流程图要求酒店及其他住宿场所在发生一例及集群军团病病例时及时通过 EWGLI 网站向伦敦的协调中心报告，报告内容包括患者完整的姓名、出生日期、住宿地址、房间号和已知的淋浴、旋涡水疗或其他暴露风险等，以便快速识别患者身份和住宿地点。

4. 中国

我国现行有效的技术规范有原卫生部颁布的《公共场所集中

空调通风系统卫生管理办法》、《公共场所集中空调通风系统卫生规范》、《公共场所集中空调通风系统卫生学评价规范》和《公共场所集中空调通风系统清洗规范》，主要针对的是公共场所的空调冷凝水和冷却水中的军团菌风险，对于生活水及其他水系统并没有相关管理规范。香港和澳门地区的军团菌管理体系和技术标准相对规范，对冷却水和生活水系统都有相应的规范，如香港地区颁布的《预防退伍军人病症工作守则》和《清洗饮水水箱指南》以及澳门水务署颁布的法令，对冷却水系统和生活水中军团菌控制指标、风险控制操作都做了具体的说明和规定。

随着城市化和现代技术的发展，军团菌污染和人群中可能存在军团病的风险不断增加，这些控制方法的应用大大降低了感染军团菌的风险，并预防散发病例和疫情的发生，但同时应当增强公众（尤其是易感的老年人群和旅行者）对军团病的认知，发挥公众的监督作用，以减少人口流动引发的传染病风险。

二　寂静的杀手：艾滋病病毒

人类免疫缺陷病毒（Human Immunodeficiency Virus，HIV），又称艾滋病病毒，是造成人类免疫系统缺陷的一种逆转录病毒。这种病毒会侵犯免疫系统的 CD4-T 淋巴细胞[1]，并逐渐破坏人类的免疫系统，削弱人体对许多感染和某些癌症的防御能力。随着病毒破坏和损害免疫细胞功能，感染者的免疫系统会逐渐出现缺陷，致使人体在被感染时得不到保护。一位研究艾滋病的专家用"寂静"概括艾滋病在早期蔓延时的特点。但艾滋病病毒这个"寂静"的杀手对侵犯人体的某个器官，或者说对"攻城掠地"并不感兴趣，它要摧毁的是人类的整个免疫系统，令人不寒而栗。

---

[1]　一种辅助性 T 淋巴细胞，是人体免疫系统中的一种重要免疫细胞。

　　获得性免疫缺陷综合征（Acquired Immune Deficiency Syn-drome，AIDS），又称艾滋病，系指在艾滋病病毒感染最晚期，人体出现的某些癌症、感染或其他严重的长期临床症状。所谓"获得性"是指这种疾病不是人类固有的或遗传的，而是由外界的因素引起的。"免疫缺陷"是就其后果而言的，因为这种疾病最终造成的结果是人体免疫系统被破坏。"综合征"是指这种疾病的患者所表现出的症状不止一种，而是一组综合的症状。艾滋病病毒感染症状视感染阶段而异。在感染的前几周，人们可能毫无症状，或出现发热、头痛、皮疹或咽痛等流感样疾病症状。随着病毒感染逐渐削弱人体免疫系统，人们可能会出现其他症状和体征，如淋巴结肿大、体重减轻、发热、腹泻和咳嗽等。若不加治疗，也可能会发生结核病、隐球菌脑膜炎、严重细菌感染和癌症（如淋巴瘤和卡波西肉瘤）等严重疾病。母婴、性传播与血液传播是艾滋病病毒主要的感染途径。亲吻、拥抱、握手或共用个人物品、食物或水等一般日常接触不会使人们受到感染。由于艾滋病病毒的变异极其迅速，难以生产特异性疫苗，至今尚无有效治愈方法，从而对人类健康造成极大威胁。自艾滋病出现以来，截至2021年底，共有约4010万人死于艾滋病相关疾病，其中包括2021年的65万人。[1]

　　从1981年发现艾滋病以来，科学家们一直在试图解开艾滋病的起源之谜，目前研究者已经基本达成共识，艾滋病病毒这个"寂静"的杀手其实是一种动物源性病毒，起源于非洲。动物源性病毒是如何传播到人体的，又是如何从非洲传播到美国乃至全世界的？人类在其中扮演着什么角色？与人口的流动有关吗？让我们来一探究竟。

---

① 数据来自世界卫生组织。

（一）非洲的艾滋病：从黑猩猩到人类

一只名叫玛里琳的黑猩猩帮助科学家们解开了这个谜团。玛里琳来自美国空军基地的灵长类动物研究中心，在 1984 年因产后并发症死亡。阿拉巴马大学（The University of Alabama System）的研究小组在对玛里琳的组织标本进行基因分析时发现其体内的病毒基因与 HIV 的基因十分相似。[①] 在阿拉巴马大学的研究小组公布自己的发现之后，法国巴斯德研究所的科研人员也宣布发现了被猴免疫缺陷病毒（SIV）感染的黑猩猩。这些黑猩猩与玛里琳一样，属于黑猩猩的同一亚种，生活在喀麦隆、赤道几内亚和中非共和国。这一地区被许多科学家认为是艾滋病的发源地。

目前科学界一致认为人类艾滋病病毒是由寄生于中非和西非的黑猩猩和白枕白眉猴身上的猴免疫缺陷病毒演变而来的。研究指出白枕白眉猴体内的 SIVsmm 和黑猩猩体内的 SIVcpz 感染了其他亚种的黑猩猩，在感染后期发展成猴艾滋病（SAIDS），感染后的黑猩猩死亡风险增加 10～16 倍，雌性生育力下降，生育的幼仔死亡率明显增高。关于艾滋病病毒是如何从黑猩猩传播到人类的，研究人员认为，非洲的一些国家有捕食黑猩猩的习惯。在人类对喀麦隆、加蓬和刚果热带雨林中黑猩猩的狩猎与宰杀过程中，猎人被割伤或咬伤，或者当黑猩猩被屠宰后端上餐桌时，它们身上的病毒传染给人类。

在前殖民时代，人类与黑猩猩接触了至少 2000 年，但直到 20 世纪 80 年代才开始出现艾滋病流行。一方面是因为那时候人类缺乏枪支难以狩猎猿类；另一方面是因为即便有人偶尔感染了，但当时交通闭塞，村子里的人口相对固定，与外界鲜有接触，这种感染就意味着病毒走进了流行病学的死胡同，不会向

---

① 也有人对这项研究提出质疑，认为玛里琳体内的病毒有可能来自实验室污染。

外蔓延。在殖民时代，中非赤道地区需要修建新的铁路和公路，这些项目使男性劳动力涌入农村地区，破坏了两性关系的稳定，当地女性被视为劳动力和性服务者，一些大型村镇产生了卖淫风俗，增加了艾滋病病毒的传播。由于传统社会的分崩离析和人口流动性的增加，艾滋病病毒从黑猩猩传播到人类，非洲也成为世界上艾滋病感染率最高的地区。

世界上第一份艾滋病阳性标本采自一个 1959 年在利奥波德维尔献血的班图人①，此标本在冰箱里已放了几十年。在非洲，艾滋病主要通过异性性接触传播。艾滋病的传播不仅可以由男传给女，也可以由女传给男。另外，非洲卫生情况较差，尤其是医疗操作与消毒不够严格，通过输血、手术、不洁注射器针头的传染是非洲艾滋病传播的另一重要途径。

截至 1991 年 10 月，非洲已有 52 个国家和地区发现 120547 例艾滋病人。有人估计，非洲的人口中有 6% 受 HIV 感染，其中卢旺达与乌干达为 20%，刚果（金）为 16%，肯尼亚为 15%。在刚果（金）首都金沙萨和刚果（布）首都布拉柴维尔，4% ~ 8% 的孕妇是艾滋病病毒携带者，携带艾滋病病毒的母亲所生的孩子30% 左右受到感染，这些孩子的艾滋病发病率高达 80%，大大超过了成年人。② 非洲艾滋病的病死率达到 100%，从确诊为艾滋病至出现危重病症致死的整个病程比发达国家要短很多。

（二）美国的艾滋病：性解放

艾滋病病毒首先出现在非洲的刚果（金）和乌干达，大量的性交易市场和不规范的医疗器械使用加剧了艾滋病在非洲的蔓延。至于艾滋病病毒的扩散，最早可能是由居住在扎伊尔［即刚果（金）］、乌干达等中非国家的病毒携带者在向其他地方流动

---

① 赤道非洲和南部非洲国家的主要居民，又称班图尼格罗人。
② 辛衍涛编著《艾滋病起源之谜》，中国环境科学出版社，2005。

的过程中实现的。20 世纪 60 年代初，很多海地人前往非洲刚果
（金），为世界卫生组织和联合国教科文组织的项目工作，其中一
人返回海地时可能带入了这种病毒。海地是加勒比海中的一个小
国，极其贫穷，卫生状况也很差，但因为它风景优美，离美国
近，移民到美国的人不少，也有不少美国人到这里度假。病毒传
播到海地后，又经由性接触传给美国的游客。特别是 1978 年，
海地举办了一次国际同性恋者大会，促使艾滋病传入美国，在美
国迅速流行开来，再由美国传播到欧洲和其他地区。

　　1981 年 3~4 月，美国东西两海岸的医院诊治了一些患有严
重卡波西肉瘤和卡式囊虫肺炎的患者，这些往常发病率在 0.1‰
左右的疾病在这时集中暴发，引起了医学研究者的高度重视。
1981 年 6 月 5 日，美国疾病控制与预防中心在《发病率与死亡率
周刊》上发表了一篇题为《卡氏肺囊虫肺炎——洛杉矶》的文
章，描述了五位男性白人同性恋者因免疫系统无法正常工作而患
有卡式囊虫肺炎，这是世界上第一次有关艾滋病的正式记载。这
篇文章的发表被认为是艾滋病出现的标志，但确切地说，它只是
人们认识艾滋病的开始。

　　从那时起，美国的艾滋病患者及死亡人数逐年呈几何级数猛
升。到 1983 年 2 月，美国疾病控制与预防中心已收到 1000 例艾
滋病报告；到 1983 年 7 月，美国艾滋病累计报告数达 2000 例；
到 1983 年 12 月，累计报告患者达 3000 例；到 1984 年 5 月，累
计患者 5000 例；到 1985 年 4 月，患者达 10000 例；到 1986 年 12
月，患者达 20000 例，到 1991 年 10 月，十年间美国艾滋病患者
累计达 191601 例，死亡 11 多万人。[①] 美国艾滋病病倒的分布几
乎遍及各个州，尤以沿东、西海岸的大城市纽约、旧金山、洛杉
矶等更为集中。在艾滋病病人中，男性同性恋者或双性恋者的比

① 〔英〕马克·霍尼斯鲍姆：《人类大瘟疫——一个世纪以来的全球性流行病》，
　谷晓阳、李瞳译，中信出版社，2020。

例最高，占 71%；静脉注射毒物成瘾者次之，占 17%。近年来异性恋者发病的比例有所增加，90%以上艾滋病的患者年龄在 20~49 岁，其中男性患者占大多数，女性患者有增加趋势。艾滋病感染者数量的成倍增加和大批病人的死亡引起了美国公众的恐慌。旧金山警察局为巡警配备了专用的面具和手套，以便在处理艾滋病疑似病人时使用；纽约的一些房东开始驱逐患有艾滋病的房客；社会保障局的官员们因为害怕被感染取消了与艾滋病病人的面谈，改用电话与他们联系。这种恐慌随着艾滋病的传播也在向其他国家蔓延。

美国艾滋病的快速蔓延源于当时性解放运动和瘾君子的泛滥，高危性行为和共用毒品注射针头等使得艾滋病病毒广泛传播，艾滋病病毒携带者的跨区域流动，使艾滋病病毒到达了世界上的各个角落。加拿大籍空乘加埃唐·杜加斯（Gaetan Dugas）就是一个不幸的例子，因为他的频繁流动和坦诚报告而被认为是美国艾滋病流行的罪魁祸首，甚至被冠上 "0 号病人" 的污名。

由于早期的患者仅仅局限在男性同性恋人群之中，人们认为艾滋病是一种 "脏病"，一场 "同性恋瘟疫"，甚至一开始称其为 "同性恋相关免疫缺陷"。原本值得同情的个人 "不幸" 被严厉地评判为 "因纵欲甚至性变态而得的疾病"，艾滋病患者随之被广泛地污名化。1982 年，美国疾病控制与预防中心开展了一项 "洛杉矶聚集性病例研究"，这项研究让公众认识了可能继 "伤寒玛丽" [①] 之后传染病史上最著名的患者：加拿大籍空乘加埃唐·杜加斯。在这项研究中，研究者用关系图将美国 10 个城市 40 名男

---

① 玛丽·梅伦（Mary Mallon），美国发现的第一位无症状伤寒杆菌带菌者，即身上带有足以致命的病原体，仍保持健康状态，且毫无感染过伤寒的记录。过去有段时间，人们以 "伤寒玛丽" 称呼类似玛丽·梅伦这种身为带菌者却拒绝采取适当防范措施的人。

同性恋患者联系起来，杜加斯被标记为"患者 O"，因为他是"加州以外的病例"（Out［side］-of-California），关系图中有多人与杜加斯有关。随着时间的推移，字母 O 演变成了数字 0，无心之失下，杜加斯成了"0 号患者"，洛杉矶聚集性病例研究给人们造成一种印象：美国的艾滋病就是从杜加斯开始的。更有报道强化了这一印象：这位空乘频繁前往法国，可能前往过非洲，3 年间有 750 个非正式的性伴侣，即使有越来越多的证据表明艾滋病可能是通过性传播的情况下，其仍然与多名男性伴侣交往。在新闻记者的笔下，杜加斯很快成为"超级传播者"，《纽约邮报》在头版刊载了《传给我们艾滋病的那个男人》的故事，《国家评论》则将这位加拿大空乘称为"带来艾滋病的哥伦布"。直到 2016 年，科学家们发现，艾滋病病毒在 1969 年就已到达纽约，杜加斯是美国艾滋病流行的罪魁祸首的谣传才最终被戳破。

事实证明将艾滋病引入美国的不是杜加斯，他的性行为并非导致艾滋病在美国流传的重要因素。后来在静脉吸毒者以及血友病病人当中也发现了感染者，这说明艾滋病也会在其他人群中传播。随着艾滋病病例的不断增加，它危及的人群范围也不断扩大，人们对艾滋病的传播途径有了科学的认识。但在艾滋病这个杀手没有露出它的真面目的时候，恐惧随着艾滋病病毒一起蔓延，社会对艾滋病患者的歧视不断升级，直至今日仍然存在。居住在美国佛罗里达州阿卡迪亚的一户家庭，有三个儿子都是血友病患者，因为输血而被艾滋病病毒感染，由于学校拒绝他们入学而不得不搬到了亚拉巴马州，但在那里仍然不断受到周围人的骚扰和威胁。这种现象加剧了艾滋病病毒携带者的流动，从而可能影响当时艾滋病从美国向其他国家更广泛的传播。

（三）　中国的艾滋病：走进文楼村，走近农民工

1985 年，一位到中国旅游的外籍人士患病入住北京协和医院后很快死亡，后被证实死于艾滋病，这是我国第一次发现艾滋病病例。截至 2020 年底，中国共有 105.3 万人感染艾滋病病毒，累计报告死亡 35.1 万人。[①] 我国 HIV/AIDS 流行可划分为三个时期。

输入性散发期（1985～1988 年）：以病例高度分散为特征，患者多为在华外国人和回国的海外华人且分布在沿海城市。除在浙江省发现 4 例因使用进口凝血第八因子而感染的中国血友病患者外，其余病例都为境外输入性。

局部流行期（1989～1994 年）：感染者主要集中在我国西南边境的吸毒人群中，同时在归国劳工、性病患者和暗娼中有少量 HIV 阳性报告。

快速扩散期（1995 年至今）：在我国中部和东部的流动有偿献血人群中发现大量感染者，导致艾滋病在我国快速扩散，并在中国的村庄中掀起了一阵血雨腥风。

河南省上蔡县文楼村，地处豫东南地区，全村有 800 多人。1996 年前后，文楼村的部分村民得了一种"怪病"，他们的症状类似于感冒：长时间低烧不退、咽喉肿痛、腹泻、浑身乏力。经过血样检测后，村民们才惊恐地发现这种"怪病"是艾滋病——一种他们之前从没有听说过的疾病。2001 年 8 月 23 日，在国务院新闻办公室举行的新闻发布会上，卫生部公布了河南省上蔡县文楼村的艾滋病疫情。根据调查情况分析，文楼村是艾滋病疫情较为严重的村庄。那么，文楼村有多少人感染了艾滋病病毒？又是怎么感染的呢？

上蔡县是我国人口密度最大的县之一，也是国家级贫困县。

---

① 数据来自中国疾病预防控制中心。

根据报道，文楼村的人均收入水平较低，村里每个人只有八分地，每年除了口粮之外，还能种些蔬菜到邻近的上蔡县县城去卖。由于贫困和当时对有偿献血的鼓励，很多人二十岁不到就开始卖血，靠着卖血盖起了楼房，当时有个顺口溜："一伸一卷40元。"为了盖房和增加收入，越来越多的村民加入卖血大军。1995年前后，文楼村所在地的血站在采供血过程中存在不规范操作和管理混乱的问题，手工采集血浆未严格执行操作规程，造成血液的交叉感染，艾滋病病毒在文楼村传播开来。1995年5月，河南省卫生厅、公安厅统一部署，对上蔡县的采血站进行整顿，关闭了上蔡县人民医院和卫生局下属的两个血站。但唯利是图的血头、血霸们置国家法律与村民健康于不顾，用各种手段继续非法取血。

> 他们在居民家里采血，有的把离心机抬到庄稼地里去采血，抬到玉米地里去采血，大部分是晚上偷偷采血，白天休息，因为他们害怕公安、卫生行政部门来打击，所以这一段时间就是由明的转入暗的，由地上转入了地下。非法采供血，频繁地采供血。
>
> ——时任河南省卫生厅副厅长刘学周的口述[1]

由于存在较为漫长的潜伏期，艾滋病病毒大范围交叉感染的严重性到千禧年之后才暴露出来。2000年8月，国内媒体界首次披露了"艾滋村"，《中国新闻周刊》的封面报道《国难当头》一出，举国震惊。2003年，中国政府向"全球抗击艾滋病、结核病和疟疾基金"提交申请书，申请中指出，豫冀皖鲁鄂晋陕七省56个县的150万农民中，估计有25万人感染了艾滋病病毒。

① 梁建增等主编《调查中国：中央电视台〈新闻调查〉内部档案》第5部，华夏出版社，2003。

文楼村只是很多个贫穷落后村庄的一个缩影，在 20 世纪 90 年代的中国，特别是中原农村地区，形成了巨大的血液买卖市场。缺少安全的卫生条件，针头混用等不规范的操作导致交叉感染，艾滋病疫情由此蔓延。在政府和全村村民的共同努力下，文楼村及其他村村民的艾滋病情况得到了有效的控制，村民们也已经过上了正常的生活，开始寻找新的致富之路。21 世纪初，数量庞大的农村劳动力进城务工，部分城里人的排外心理加上艾滋病在卖血农民群体中泛滥的报道，农民工此类流动人口似乎"理所当然"地成为这个时期艾滋病病毒的新"宿主"。

根据第七次全国人口普查结果，我国 2020 年流动人口达到 3.76 亿人，占总人口的 26.63%。[①] 调查显示，人口持续向东部区域及中西部核心城市聚集，人口流动速度加快，绝大多数属于往返于流入地与流出地的钟摆式循环流动。和固定人口相比，流动人口是一个特殊的群体，但人口流动本身与艾滋病并无直接因果关系，流动人口的特定人群特征和相关危险行为才会导致艾滋病病毒加速传播。流动人口大多文化程度较低，艾滋病相关知识缺乏，青壮年居多；同时收入偏低、工作强度大、流动频繁，约束性少；大多处于性活跃期，易发生高危性行为，且往往缺少医疗保障，卫生服务利用率较低，缺乏社会保障及社会支持，极易受传染病等健康风险威胁。《中国流动人口发展报告（2018）》显示，26.0%的流动人口出现过至少 1 种传染病症状。[②] 其中，性病、艾滋病感染率较高，有大量季节性或长期人口流动的地区 HIV 感染率高于其他地区。2000 年，浙江省的艾滋病病毒感染者中流动人口占 77.18%、上海占 65.94%、北京占 52.4%。1995～

---

① 国家统计局等：《第七次全国人口普查公报（第七号）——城乡人口和流动人口情况》，《中国统计》2021 年第 5 期，第 13 页。

② 《〈中国流动人口发展报告 2018〉发布：流动人口规模进入调整期》，中国政府网，http：//www.gov.cn/xinwen/2018-12/25/content_5352079.htm。

1999 年，山西省发现的流动人口艾滋病病毒感染者占到了感染者总数的 66.7%。由于流动人口群体基数较大，流动性高，这可能使得感染者对流入地、流出地、流经地均产生影响：一方面，流动人口大大加快了 HIV 传播速度，另一方面，该人群数量的增长也增加了艾滋病监测、预防干预和管理的难度。

现如今在中国，从农村到城市的农民工通常被认为是潜在的艾滋病病毒感染和传播高危人群。远离配偶和家人会导致婚外性行为增加，尤其是男性农民工。此外，在城市地区找不到其他工作的女性流动人口可能会从事商业性活动。一项研究结果表明，中国城市中大多数艾滋病病毒感染者都是流动人口，从农村居住地迁移到城市的流动人口的艾滋病病毒感染率更高，约为一般标准的 6.7 倍，女性流动人口患艾滋病的概率比一般标准高出 12.18 倍。[①]

随着我国市场经济的发展和工业化、城镇化进程的加快，人口流动已成为我国经济发展的重要内容，离开户籍省份在外工作和生活的艾滋病病毒感染者/艾滋病患者（HIV/AIDS）数量不断上升。对于未接受抗病毒治疗的患者，如果因为居住地或工作地点的变更未能定期接受 CD4 检测，就难以了解疾病的进展情况，对于后期的治疗和对病情的控制都会造成不良影响。对于已经接受治疗的艾滋病病毒感染者/艾滋病患者，居住地点的变更也会对其服药的依从性产生影响。艾滋病病毒感染者/艾滋病患者的流动在一定程度上影响其接受规范化的随访及 CD4检测，在对艾滋病病毒感染者/艾滋病患者的随访管理过程中，应加强各地随访管理单位之间的沟通和联系，及时获取其工作和居住地发生变化的信息，在艾滋病病毒感染者/艾滋病患者发

① L. Zhang et al. , "High HIV Prevalence and Risk of Infection Among Rural-to-Urban Migrants in Various Migration Stages in China: A Systematic Review and Meta-analysis," *Sexually Transmitted Diseases*, 2013, 40（2）: 136-147.

生跨省或者跨市流动时，及时做好异地流动的转介工作，减少因艾滋病病毒感染者/艾滋病患者流动而导致的失访、CD4 检测的脱失。

另外，感染艾滋病病毒也会影响人口流动。一部分艾滋病病毒感染者/艾滋病患者因为接受不了身边知道他患病的朋友同事的异样眼光和议论而选择离开现居地，去往陌生的地方；一些感染艾滋病病毒的流动人口往往留在城市地区，而不返回农村的住所，这是由社会污名化和农村地区公共保健服务部门内与艾滋病病毒/艾滋病有关的医疗支助不足造成的，受感染的移民不愿意返回家乡。

（四）流动人口的艾滋病防治

由于接受艾滋病宣传教育的机会不多、可及性不高和卫生知识匮乏等原因，流动人口面临艾滋病的严重威胁，艾滋病也在人口流动中肆虐。控制人口的流动显然不是万全之策，如前文所述人口流动本身与艾滋病并无直接因果关系，流动人口的特定人群特征和相关危险行为才会导致艾滋病病毒加速传播，因而加强对流动人口的宣传和监控是艾滋病防治工作的重点。

为在农民工中普及艾滋病防治知识，提高他们的自我保健意识，降低感染艾滋病的风险，国务院防治艾滋病工作委员会办公室联合中宣部等 11 个部门决定于 2005 年 12 月至 2010 年 12 月在全国农民工流入和流出较多的城乡联合实施"全国农民工预防艾滋病宣传教育工程"。工程目标是提高农民工艾滋病防治知识知晓程度，到 2006 年底知晓率达 65%，2010 年底达 85%。2006年，国务院制定了《艾滋病防治条例》，明确将推广安全套、对吸毒者的药物替代疗法等行为干预措施合法化，国家有关艾滋病防治的方法、策略，以及领导防治工作的各个部门的责任等都以法律的形式确定下来。包括艾滋病防治工作中政府的责任、全社会参与、多部门合作等，极大地推动了艾滋病防治工作的顺利开展。

2019 年 9 月 11 日，国家卫生健康委等 10 部门联合制定了《遏制艾滋病传播实施方案（2019—2022 年）》，关于流动人口艾滋病防治的相关政策要求如下。

加强公共场所和流动人口宣传：医疗卫生机构要在相关服务对象集中活动区域常年开展艾滋病防治宣传，提供现场咨询服务。海关、民政等部门在口岸等流动人员密集场所、用工单位、居住社区开展艾滋病防治宣传。人力资源社会保障等部门要将艾滋病防治宣传纳入农村劳动力外出务工培训内容。流动人口艾滋病防治知识知晓率达 90%。

大力推广使用安全套：卫生健康等部门免费向艾滋病感染者发放安全套，在流动人口集中区域增设安全套销售点或自动发售装置，实现宾馆等公共场所安全套摆放全覆盖。

倡导流动人群定期检测，加强社会组织动员检测和自愿咨询检测服务衔接，推动互联网预约检测和自我检测，探索流动人口检测策略和措施。建立感染者流出地与流入地信息交流管理机制，对流入半年以上的感染者，在尊重感染者本人意愿的前提下，由流入地负责随访和治疗。

2021 年 12 月 1 日是第 34 个"世界艾滋病日"，这一年宣传活动主题为"生命至上 终结艾滋 健康平等"。面对传染病，人类有时能逢凶化吉，有时则束手无策。在不断变化的疫情中，经济、社会、环境与文化方面的因素起到了关键作用，人口的流动的影响也不容忽视。21 世纪初出现又消失的 SARS 病毒或许可以带领我们了解更多人口流动与传染病的奥秘。

三 春运下的超级传播：SARS

严重急性呼吸道综合征（Severe Acute Respiratory Syndromes，

SARS），在未查明病因前，被叫作"非典型性肺炎"，简称"非典"。它是由 SARS 冠状病毒引起的特殊肺炎，该肺炎具有明显的传染性，并且能影响多个脏器系统。临床表现为干咳、胸闷、呼吸困难等呼吸道症状和发热、头痛、乏力、肌肉关节酸痛等全身症状，有些病例可能有腹泻等消化道症状，严重者有明显的呼吸困难症状，并可迅速发展成急性呼吸窘迫综合征，出现呼吸衰竭，可危及生命。密切接触是主要传播途径，以近距离飞沫传播和直接接触呼吸道分泌物、体液传播多见。SARS 出现得很突然，结束得也很意外，仅仅存在了不到一年的时间。据世界卫生组织公布的结果，全球累计"非典"病例共 8422 例，涉及 29 个国家和地区。全球因 SARS 死亡 916 人，报告病例的平均死亡率为 9.3%。① SARS 在如此短的时间内几乎扩散全球，与 21 世纪越来越频繁的人口流动有关，尤其是当时正值中国人口流动最为密集的时期——春运。

（一）疫情溯源

1. 佛山首例

2002 年 11 月 16 日，佛山市第一人民医院收治了一例特殊的肺炎患者，该名患者后被证实为中国第一例 SARS 患者，其后 SARS 先后侵袭广东省的河源、中山、江门、广州、深圳、肇庆。从 2003 年 2 月 5 日至 10 日，这六天是广东 SARS 的暴发期，省内 SARS 传播达到每天 50 例。专家学者一时难以确认病原体，关于疾病的谣言引发了民众的恐慌，这期间广东省的一些地区开始出现了抢购抗病毒药物、食用醋和口罩等商品的情况。全省各地的抗病毒药物、食醋及口罩等商品的售价大幅提高，如有的原本几块钱一包的抗病毒药品居然涨到了 20 多元。在大多

---

① 数据来自世界卫生组织官网。

数人茫然无知的情况下，神秘的病原体开始了它奔赴全国、全世界的旅程。

2. 春运下的扩散

这时正值中国春节前后，春运期间大量人口流动导致了疫情的扩散。2003 年 2 月下旬，SARS 传入香港，并继而进一步扩散至越南、新加坡、加拿大、中国台湾、美国、英国等地，并在当地发生传播。包括泰国、德国、法国、马来西亚、意大利等国家也有疑似输入个案，但未有本地传播。2003 年 3 月 15 日，北大附属人民医院急诊科收治了一疑似患者。该李姓患者年过 70 岁，从香港探亲回家。由于最初并不清楚 SARS 病情，医院没有采取相应严格措施，结果造成该院大量医护人员感染。3 月 17 日，李某被转至北京中医药大学附属东直门医院，结果在该院又造成大面积感染。

3. 流行和超级传播者出现

在 4 月中下旬，北京疫情进入高发阶段，北京每日新发病例数激增，最高一天新增病例 150 多人，在 4 月 30 日的统计报告中，北京 SARS 病例累计确诊病例首次超过了广东，成为全国累计病例最多的地区。党中央、国务院明确提出要以对人民高度负责的态度，及时发现、报告和公布疫情，决不允许缓报、漏报和瞒报。卫生部决定，4 月 21 日起实行每日病例报告制度，并改变 SARS 诊断标准，诊断为 SARS 者不要求有明确接触史或去疫区史。

每个 SARS 病人传染 10 人以上者为超级传播者。根据流行病学分析可知，广东在 2003 年 2 月 18 日，2003 年 4 月 26 日、28 日、29 日都分别出现了超级传播者，但由于 2003 年 4 月 26~29 日广东 SARS 已近尾声，在这期间一般只要是可疑发热者就对其实施严控，所以此期间出现的超级传播者对广东 SARS 的传播趋势的影响作用不大。根据流行病学分析可知北京只在 5 月 18 日出

现了超级传播者，此期间北京已经开始强有力地扩大疑似病人的
隔离范围。

截至 2003 年 5 月 2 日，短短几个月时间内，中国内地 26 个
省份、港澳台地区以及全世界 29 个国家和地区报告有非典型肺
炎临床诊断病例或疑似病例。其中中国内地累计报告临床诊断病
例 1636 例，累计报告疑似病例 1468 例①，香港特别行政区累计
报告临床诊断病例 1611 例。台湾累计报告临床诊断病例 100 例，
澳门特别行政区累计报告临床诊断病例 1 例。

4. 扑灭和结束

2003 年 5 月 12 日，广州首次无日新发病例。23 日，世界卫
生组织撤销对香港的旅行警告；世界卫生组织宣布从 6 月 13 日起
解除到中国河北省、内蒙古自治区、山西省和天津市的旅行警
告；6 月 24 日撤销对北京的旅行警告，SARS 流行结束。为了抢
救生命，激素类药物曾被大量用于非典紧急治疗，激素的副作用
导致部分患者股骨头坏死、肺部病变等多种后遗症，甚至伴随着
因受歧视而引发的心理障碍。后续追踪访谈得知，SARS 后遗症
长久地影响患者的生理功能及心理功能，大部分人生活艰难，六
成患者出现家庭变故。

2003 年 8 月 16 日 16 时，卫生部宣布全国非典型肺炎零病
例，至此，全国共确诊病例 5327 例，死亡 349 人，还有 19 例曾
被诊断为"非典"临床病例的患者因其他疾病死亡。

（二）超级传播者与农民工

在 SARS 的传播过程中，人口流动是一个重要变量。例如香
港和广东之间有非常密切的社会经济关系和非常频繁的人口流
动。从公共卫生角度可以预见 SARS 病例在香港出现乃属必然，

---

① 数据来自原中国卫生部。

只是何时出现则依赖偶然的因素。政府采取的公共政策多是隔离以切断感染源和交叉感染，从本质上讲是控制人口流动。必须肯定，流动人口的控制对于扑灭疫情发挥了重要作用。回顾疫情的传播过程，不难发现超级传播者对疫情的扩散产生了较大影响。广东疫情扩散到香港以及香港疫情扩散到北京均和超级传播者有密切联系，香港和北京的疫情扩散均是超级传播者流动所致，超级传播者较难治疗且初期难以发现，是较强且隐蔽的传染源。超级传播者不仅将病毒传染给社会群众，而且在治疗的过程中往往将病毒传染给医护人员，进而传染给其他患者及社会人员，造成疫情的迅速扩散。

同时我们也应看到人口流动在社会经济发展中发挥的重要作用，人口作为经济发展的关键要素，在与资本相结合的过程中，流动往往是必要的，例如从家庭到单位上班，上班期间出差等。经济发达的地区往往医疗水平更高，初期的 SARS 患者在本地难以得到治疗，往往被转诊到医疗水平更高的地区，北京的 SARS 疫情即是因此发展和扩散的。以上就产生了疫情期间人口流动控制的两大矛盾：经济发展对人口流动的需要与疫情对人口流动控制之间的矛盾；患者流动到更高医疗水平地区（经济发达地区）就医的需要和疫情对人口流动控制尤其是控制患者流动之间的矛盾。[①] 国际学术界对甲型流感（N1H1）、寨卡（Zika）和埃博拉病毒疫情的研究都表明，靠限制流动来控制传染的作用相当有限，同时可能产生多种副作用。

在抗击"非典"的过程中，农民工是政府重点关注的人群，这首先是因为农民工是感染率最高的群体之一[②]，在北京，

---

① 项飙：《"流动性聚集"和"陀螺式经济"假说：通过"非典"和新冠肺炎疫情看中国社会的变化》，《开放时代》2020 年第 3 期，第 53~60、6 页。
② 当时官方文件和媒体报道往往将农民工归类为一个职业群体，因为他们高度集中在建筑、加工和低端服务业。

2003 年 5 月 18 日至 24 日的一周中，15 名农民工被确诊为 SARS
患者，33 人被确诊为疑似病例，其数量比任何其他职业群体都
多。其次是 SARS 引起了农民工的回流，农业部估计，从 2003 年
4 月 16 日到 5 月 15 日的一个月间，约有 400 万名农民工因为
SARS 离开了他们工作的城市。返乡农民工成为农村的主要感染
源。比如河北省到 2003 年 5 月 9 日，累计报告的确诊病例和疑似
病例达 265 例，其中农民工有 42 例（包括返乡农民工 20 例，外
省农民工 6 例，当地农民工 16 例），占 15.9%。[①] 安徽省到 2003
年 5 月 5 日确诊 10 例，其中 7 例是返乡农民工。[②] 针对这些情
况，当时北京市社会科学院城市问题研究所副所长冯晓英这样
写道："因'非典'引发的在京流动人口'外逃'导致的疫情
在全国范围的传播，以及流动人口集聚造成北京市内暴发性疫
情的蔓延，使流动人口的健康状况首次以极其特殊的方式展示
在人们面前。"

　　就此，在 2003 年 4 月下旬到 6 月上旬，不到两个月的时间
里，各地政府至少发布了 18 份专门针对农民工的正式文件；中
央政府发布了至少 8 份针对农民工的文件。国家人口和计划生
育委员会发起了第一次全国性的流动人口调查，动员基层计划
生育干部对 2700 多个县开展调查，了解"非典"期间返乡农民
工的情况。北京市劳动和社会保障局要求市、区/县两级的劳动
局和街道一级的社会保障办公室开展四项监测活动：第一，对
外来务工人员多的行业和公司进行核查，每周报告就业农民工
人数和变动情况；第二，每天对农民工高度集中的 30~60 家企
业进行跟踪调查；第三，在长途汽车站和火车站设立监测点；
第四，与农民工原籍地合作收集信息。农民工对疫情的反应并

①　数据来自新华社，https：//www.chinacourt.org/article/detail/2003/05/id/5621
0.shtml。
②　童建明：《民工大省对非典说"不"!》，《乡镇经济》2003 年第 5 期，第 46 页。

不像人们所想象的那么敏感，很少有农民工因为对疫情的害怕而离开城市。在疫情发生两个多月之后，中国政府在 2003 年 4 月下旬突然强调疫情的严重性，抗击 SARS 成为压倒一切的政治任务。公共娱乐场所和建筑工地被认为是高风险区而大面积停业。比如在 2003 年 5 月，北京约有 70% 的餐馆关闭。娱乐场所和建筑工地不仅是农民工的主要就业场所，也是他们主要的居住空间。在停业之后，农民工既失去了收入，也没有了居住地，不得不回乡。城市居民和政府对病毒的反应，引起经济大幅波动，进而引起农民工的流动，反过来扩散了疫情。农民工在被病毒感染和遭受经济损失这两方面都成了主要的受害者。农民工回乡固然扩散了病毒，但是避免了集中暴发性感染。比如，美国布朗大学和亚利桑那州立大学的数学家与医学家指出，如果在高危地区和低风险地区之间阻止流动，会降低病毒传播速度，降低低风险地区的感染风险，但是会增加感染的总人数。[①] 这是因为限制流动会使高危地区的医疗资源紧张，限制在一地的集中感染更容易持续，而不限制流动则有相反的效果。

四 非洲的灾难：可怕的埃博拉

埃博拉病毒病（Ebola Virus Disease，EVD），又称埃博拉出血热（Ebola Haemorrhagic Fever，EBHF），是丝状病毒科的埃博拉病毒（Ebola virus，EBOV）导致的人和非人灵长类动物（如猩猩和猴子）发生急性感染的一种烈性出血性传染病。临床上主要以多脏器损害、发热、出血和腹泻为特征，许多患者还会表现出反应迟钝、呆滞和紫色皮疹，并伴有呃逆症状。最令人震惊的是症状发生在患病数天后，被埃博拉病毒感染的细胞会侵袭血管内

---

① B. Paolo et al., "Human Mobility Networks, Travel Restrictions, and the Global Spread of 2009 H1N1 Pandemic," *PLOS ONE*, 2011, 6 (1): e16591.

部，导致血性液体从口腔、鼻子、眼睛中渗出。埃博拉病毒对肝脏的损害尤其严重，会破坏肝脏细胞，影响它产生凝血蛋白和其他血浆中重要成分的能力。最终，患者因血压急剧下降导致休克和多器官衰竭，从而回天乏术。埃博拉病毒病是人类历史上最致命、最恐怖的病毒性疾病之一，具有极高的传染性和致死率（50%~90%）。因埃博拉病毒极高的致病性和死亡率，世界卫生组织已经将其列为对全人类危害最深重的第四级病毒和潜在的生物战剂。

　　埃博拉病毒病是一种自然疫源性病毒性传染病，可在人和动物之间传播，在发现埃博拉病毒病流行前，动物群体中已呈现了较高的感染程度。目前认为感染埃博拉病毒的病人和非人灵长类动物为本病的传染源，且初发病例与后发病例都可以作为传染源而引起埃博拉病毒病的暴发流行。但大规模流行病学数据显示埃博拉病毒在人与人之间传染的能力随着其传播次数的增长而呈下降趋势，特别是患病末期恢复的患者其传染能力较早期明显减弱。

　　埃博拉病毒病主要经眼、鼻、口腔黏膜以及破损的皮肤而侵入人体或动物体，经一定潜伏期后发病。接触传播是其最主要的传播途径，可以通过破损的皮肤和黏膜，直接地接触埃博拉病患或染病动物的组织液、血液、分泌液、排泄物（如尿液和粪便等）、吐逆物及它们的污染物引起病毒感染。

　　根据世界卫生组织公布的数据，迄今为止全球埃博拉病毒病的发生情况如表4-1所示。地区分布特征典型，非洲大陆是主要疫源地，尤其是在赤道5°线内的一些国家和地区。非洲以外地区有少量零星分布，中国尚未发现疑似和确诊病例，但应高度警戒，密切关注海外疫情变化。

表 4-1　埃博拉病毒病既往疫情发生情况

单位：例，%

年份	国家	病毒分型	病例数	死亡数	病死率
1976	刚果（金）	扎伊尔型	318	280	88
1976	苏丹	苏丹型	284	151	53
1977	刚果（金）	扎伊尔型	1	1	100
1979	苏丹	苏丹型	34	22	65
1994	加蓬	扎伊尔型	52	31	60
1994	科特迪瓦	塔伊森林型	1	0	0
1995	刚果（金）	扎伊尔型	315	254	81
1996	加蓬	扎伊尔型	31	21	68
1996	加蓬	扎伊尔型	60	45	75
1996	南非	扎伊尔型	1	1	100
2000	乌干达	苏丹型	425	224	53
2001~2002	加蓬	扎伊尔型	65	53	82
2001~2002	刚果（布）	扎伊尔型	59	44	75
2003	刚果（布）	扎伊尔型	143	128	90
2003	刚果（布）	扎伊尔型	35	29	83
2004	苏丹	苏丹型	17	7	41
2005	刚果（布）	扎伊尔型	12	10	83
2007	刚果（金）	扎伊尔型	264	187	71
2007	乌干达	本迪布焦型	149	37	25
2008	刚果（金）	扎伊尔型	32	14	44
2011	乌干达	苏丹型	1	1	100
2012	乌干达	苏丹型	24	17	71
2012	乌干达	苏丹型	7	4	57
2012	刚果（金）	本迪布焦型	57	29	51
2014	刚果（金）	扎伊尔型	66	49	74
2014~2016	几内亚	扎伊尔型	3811[*]	2543[*]	67
2014~2016	利比里亚	扎伊尔型	10675[*]	4809[*]	45

年份	国家	病毒分型	病例数	死亡数	病死率
2014～2016	塞拉利昂	扎伊尔型	14124*	3956*	67
2014	尼日利亚	扎伊尔型	20	8	40
2014	马里	扎伊尔型	8	6	75
2014	塞内加尔	扎伊尔型	1	0	0
2014	美国	扎伊尔型	4	1	25
2014	英国	扎伊尔型	1	0	0
2014	西班牙	扎伊尔型	1	0	0
2015	意大利	扎伊尔型	1	0	0
2017	刚果（布）	扎伊尔型	8	4	50
2018	刚果（布）	扎伊尔型	54	33	61
2018～2020	刚果（布）	扎伊尔型	3481	2299	66
2020	刚果（布）	扎伊尔型	130	55	42
2021	刚果（布）	扎伊尔型	12*	6*	50
2021	几内亚	扎伊尔型	23*	12*	52
2022	刚果（布）	扎伊尔型	36*	23*	64
2022	乌干达	苏丹型	164*	77*	47

*包括疑似、可能和确诊的埃博拉病毒病病例。

资料来源：数据来自世界卫生组织官网，截止日期为2023年5月21日。

（一）暴发与流行

1976年，埃博拉病毒病在非洲的苏丹和扎伊尔〔今刚果民主共和国，简称刚果（金）〕首次被发现，随后多次在中非和西非地区有过小规模的暴发，危及的国家包括乌干达、刚果（布）、加蓬、苏丹、科特迪瓦、利比里亚、南非、几内亚、塞内加尔、塞拉利昂和尼日利亚等。

2014～2016年在西非暴发的疫情是自1976年首次发现该病毒以来覆盖地理范围最广、造成损失最惨重、发病情况最复杂的一次。疫情首先在几内亚发生，随后通过陆路边界传到塞拉利昂和利比里亚，到 2014 年 7 月，疫情已到达这三个国家的首都城市。在流行过程中，该疾病蔓延到另外 7 个国家：意大利、马里、尼日利亚、塞内加尔、西班牙、英国和美国。继发感染发生在意大利、马里、尼日利亚和美国。世界卫生组织在 2014 年 8 月 8 日宣布西非的埃博拉病毒病疫情已发展成为国际关注的突发公共卫生事件。直到 2016 年 6 月疫情结束，超过 2.86 万人被感染，1.14 万人死亡，已超越之前所有埃博拉疫情死亡人数的总和。

2018~2020 年在刚果（金）的北基伍省、伊图里省和南基伍省暴发了埃博拉出血热疫情，这是继 2014~2016 年西非埃博拉病毒病疫情以后第二次最严重的疫情，也是刚果（金）自 1976 年首次确认疫情以来发生的第 11 次疫情。2019 年 7 月 17 日，世界卫生组织总干事宣布该疫情为国际关注的突发公共卫生事件。截至 2020 年 6 月 25 日疫情结束，本次疫情记录了超过 3000 例病例，2000 多人死亡。根据专家分析，此次长达两年的疫情与 2021 年刚果（金）北基伍省再次发生的两次小规模疫情有关。

迄今为止埃博拉病毒已经造成了多次疫情大暴发，其极高的传染性和致死率使埃博拉疫情成为非洲地区面临的最大的卫生问题，一些国家已出现了输入的埃博拉病毒感染者。2014 年 7 月尼日利亚发生的埃博拉疫情，正是由一名埃博拉病毒感染者自利比里亚乘坐飞机到达尼日利亚最大城市拉各斯引起的，导致当地出现 20 例病例，死亡 8 例。[①] 在一个相互依存程度越来越高、国际旅行和贸易不断发展的世界里，不再会有地方性疫情的情况，埃博拉疫情的危害是全球性的。随着经济的全球化，现代交通运输方式促进大规模人口在全世界范围快速流动，世界各国都存在发

---

① 赖圣杰等：《西非埃博拉病毒病传入中国的可能航线和风险估计》，《科学通报》2014 年第 36 期，第 3572~3580 页。

生输入性埃博拉病毒病的风险，人口流动下的疫情防控十分具有挑战性。

（二）疫情防控的人口流动挑战

2014~2016 年西非埃博拉疫情的严重性以及它区别于既往疫情的一个原因就是人口的流动性。尽管过去曾发生一些小规模的零散疫情，但对这些疫情只需要在一个或两个地点开展控制行动即可，以前从未发生过如此大规模分散的多发性病例。这种"疫情流动性"似乎是人口在地理空间上流动的结果，再加上交通基础设施的发展，大部分人能够以较低的成本四处走动，这使得人们跨越数百公里的日常活动在埃博拉病毒病流行之前就已成为例行事件。一旦携带病毒的人开始进行类似的流动，病例就开始出现在与之前已知病例相距甚远的地方，每个地点都需要另一套疫情防控活动。由此造成的资源紧张，尤其是卫生人力资源紧张，是导致西非疫情扩大的一个重要因素。

此外，流动人口还对传统的疫情防控措施提出了挑战。当疫情仅限于一个地区时，当地团队可以跟踪传播链并追踪接触者。当病例和接触者转移到疫情控制行动范围之外的村庄或城市时，监测就会中断。维持监测需要知道离开病例和接触者的目的地，并让那里的卫生当局做好准备，以移交其随访责任。但在 2014 年西非埃博拉疫情期间，这种随访监测是不可能的，因为无法在当地招募到疫情控制的合作伙伴。当埃博拉患者和接触者来到治疗中心时，需要进行为期三周的"控制性"的病毒检测。由于对埃博拉的恐惧和对陌生人的不信任，埃博拉患者及其联系人会因为害怕而选择躲藏起来，也可能选择逃离，当他们逃离时，疫情流动性得到进一步加强，再次阻碍了控制疫情的脚步。几内亚、利比里亚和塞拉利昂是 2013~2016 年埃博拉疫情影响最严重的三个国家，它们在数次抗疫运动中得到了历练，并不断地改进应对埃博拉疫情的全面社区防控模式，其主要做法有：政府自上而下地鼓励社区查明问题，并就目标和实现目标的手段做出所有关键决定；将社区成员视为卫生系统的整体行动者，而不是卫生服务的被动接受者，使社区的角色从受害者转变为积极的应对管理者；社区防控的参与者包括政府决策者、卫生专业人员、社区领导人、媒体工作者、宗教领袖和传统治疗师，他们合作进行传染病管理、风险沟通及社区沟通。

对于人口流动带来的疫情挑战，有的人天真地认为对人口流动施加限制就可以解决问题。西非各国政府曾多次尝试隔离、关闭边境，但实际上这些措施的效果十分有限。首先，在实施这些措施之前，埃博拉病毒就已经蔓延到限制区之外。其次，当地居民非常擅长在他们居住的地区绕过检查站和边境封锁。最后，压迫性措施通常会适得其反，因为如果人们意识到他们或家人的行动自由受到限制，就会激励人们躲开监控系统。

有专家指出应对人口流动最有效的疫情管理手段应是通过提供有效的医疗服务，使个人的利益得到满足。如果一种有效的治疗剂获得使用许可，它在治疗中心的可及性将为患者或接触者提供一个强有力的理由让他们留在附近。对于那些认为无论如何都要流动的病例和接触者，治疗的可及性也可能会激励他们与卫生当局保持联系。由于埃博拉病毒的特征是传染性强，致死率高，潜伏期长，且具有反复性，尽管 2019 年官方医疗机构已经推出了两支疫苗，但 2020 年 6 月在非洲境内又出现了新的埃博拉病毒。因而，目前唯一阻止病毒蔓延的方法就是及时监控和全面隔离感染者。

（三）人口流动的监测技术助力抗疫

当然，了解和掌握人口的流动性数据对于预测和控制传染病的空间和时间传播也非常重要，疫情控制机构仍需开发一种针对移动病例和接触者的监测手段。① 目前的埃博拉疫情发生在非洲这个人员联系最紧密、人口密集、人口流动性发生很大变化的地区，因此关于人口流动的准确信息对于监测疫情的进展和预测其未来的传播、促进干预措施的优先次序以及设计监测和遏制战略非常有价值。其关键问题包括人口流动如何将受影响地区联系起来，哪些地区是主要的流动中心，该地区存在哪些流动类型，以及随着人们对疫情的反应和流动限制的实施，所有这些因素是如何变化的。例如，移动电话记录使人们能够深入了解各国境内的流动情况，特别是当有人从疾病高风险地区迁出时。移动通话数据详细记录了用户的通话和短信的时间与相关蜂窝塔，因此提供了一个有价值的人类活动轨迹，这些数据可用于监测风险人群的活动范围和判定主要的风险地区。在新冠疫情防控时期，我国政府就有效地利用移动电话数据监测人群的流动轨迹，以判断其是否去过中高风险地区，降低了因个人瞒报行踪而导致的感染风险。

另外，我们仍然需要更多的数据来源以更全面地了解人口流动性并推断疾病传播模式。例如，关于陆地过境点的信息将阐明人员区域流动情况，基因组监测数据可以在基因上跨越时间和空间将病例联系起来。所有这些类型的数据都可以在动态传播模型中使用，以供病例预测，便于集中资源和实施干预措施，并评估干预措施的成效。但是，在缺乏有效的移动数据的情况下，建模工作将受到限制。西非的现有数据如航空运输数据已用于模拟埃博拉的本地、区域和全球传播情况。在开发更全面的流动数据集的同时，保持较新的人口普查数据将大大有利于干预规划和资源分配。

---

① A. Wesolowski et al. , "Commentary: Containing the Ebola Outbreak-the Potential and Challenge of Mobile Network Data," *PLOS Currents*, 2014.

第五章 流动人口的健康社会决定因素

　　健康是保障人类基本权益的重要载体，也是实现社会福利增长和公平正义的基础。作为一种重要的人力资本，健康公平与效率已经成为许多国家社会政策的主要目标，也是评价一个国家卫生服务政策和卫生改革成功与否的标志，反映了一个社会的发展程度。保障流动人口健康公平是《"健康中国2030"规划纲要》的重要内容①，该纲要明确提出要加强覆盖全民的公共卫生服务体系建设，加强重点人群的健康服务。流动人口作为一个特殊的社会群体，历来被视为疾病预防和健康教育的重点人群。国家统计局数据显示，2018年我国流动人口总量达到2.41亿人，可以预见在未来很长一段时间内，大规模的人口流动仍将是我国人口和经济社会发展的一个重要现象。由于流入地工作、生活环境差，缺乏社会保障和社会支持，流动人口极易受到传染病、职业病、生殖健康和心理健康等健康风险的影响，流动人口的健康劣势和高危疾病风险与该群体健康知识的缺乏有关。在这几年新冠疫情的背景下，流动人口的健康和生活质量再次成为社会关注的重点。

---

① 《中共中央 国务院印发〈"健康中国2030"规划纲要〉》，《国务院公报》2016年第32号，http://www.gov.cn/gongbao/content/2016/content_5133024.htm。

第一节　健康社会决定因素概述

随着由"治病为主"向"健康为主"的观念转变，人们逐渐认识到各种社会因素对人类健康的重要影响。近年来，各种社会疾病的增加，如心脑血管病、恶性肿瘤和高体质指数，使人们认识到需要关注导致患病和死亡的社会环境原因。人们有必要对健康有一个更全面的理解，因为健康不仅是指身体上没有疾病，还包括心理和社会功能的完好性。

一　健康社会决定因素的概念定义

世界卫生组织将健康社会决定因素（Social Determinants of Health，SDH）定义为：除直接导致疾病的因素外，由人们的社会地位和资源所决定的生活和工作的环境及其他对健康产生影响的因素。健康社会决定因素被认为是决定人们健康和疾病与否的根本原因，包括从出生、成长、生活、工作到老年的社会环境的所有特征，如收入、教育、饮水和卫生设施、生活条件等，反映了人们在社会结构中的阶级、权力和财富的不同地位。在世卫组织提出的健康社会决定因素的概念中，健康公平是一项重要的核心价值，它体现了"健康是一项基本人权，不因种族、宗教、政治信仰、经济或社会环境不同而有差异"的理念。

二　健康社会决定因素的历史起源

（一）以医疗技术为导向的主流时代

1948 年，世界卫生组织将健康定义为：不仅仅是没有疾病或虚弱，而是一种身体、心理和社会的完好状态。可以看出，世界卫生组织希望在促进有效的医疗保健技术发展的同时，也致力于寻找健康问题的社会根源。然而，当时人类取得的巨大医学突破使人们坚信生物技术是解决全球健康问题的"良方"。虽然这种方法被认为是非常有效的，但它本质上忽视了社会因素对疾病的影响，导致强调健康的社会影响因素的观点在主流公共卫生领域逐渐被边缘化。20世纪五六十年代，世界卫生组织和其他一些世界卫生机构忽视了对疾病的社会背景的关注，而追求单纯以技术为导向和以特殊疾病为目标的"垂直"运动，强调小范围、技术引导的方式。

（二）预防保健观念的初步兴起

尽管生物技术发展迅速，但是发展中国家人民的健康状况仍然远远落后于发达国家。到20世纪70年代初期，人们逐渐认识到技术主导方式在发展中国家已经宣告失败。认识到技术无法满足贫困人口的需求，人们开始对健康社会决定因素重新产生兴趣，许多国家开始探索基于社区的预防保健服务模式。1975年，世界卫生组织和联合国儿童基金会（United Nations International Children's Emergency Fund，UNICEF）联合发表了《满足发展中国家基本卫生需要的经验》的报告，该报告承认了"垂直"运动的缺陷，它过于依赖技术而忽视了社会力量，如果没有整合的卫生体系，干预措施也不可能真正发挥作用。同时强调了社会因素的重要性，例如贫穷、住房、教育问题等，这些都是发展中国家民众患病率高的根源。

（三）初级卫生保健概念的正式提出

由于许多国家的卫生服务不能满足人群需要，大众对卫生服务普遍不满，人群健康差距大，卫生费用迅速增长，世界卫生组织和联合国儿童基金会等国际机构共同寻求发展国际卫生保健的新途径。1977年，第30届世界卫生大会正式提出了一项全球战

略目标：到 2000 年，使世界上所有人都达到与社会和经济发展
水平相适应的健康状态，即"人人享有健康"。1978 年，世界卫
生组织和联合国儿童基金会共同主办了国际初级卫生保健会议，
并发表了《阿拉木图宣言》，正式提出"初级卫生保健"的概念，
会议认为初级卫生保健是到 2000 年，实现人人享有卫生保健目
标的基本战略和关键途径。这次会议被认为是现代公共卫生的一
个里程碑。但在 20 世纪七八十年代，初级卫生保健目标受到各
国经济危机和财政保守主义的经济结构调整的消极影响而最终被
搁置，取而代之的是有选择性的初级卫生保健。

（四）千年发展目标中健康的关键作用

进入 21 世纪，健康受到了前所未有的重视。2000 年，在联
合国千年首脑会议上，189 个成员国联合签署了《联合国千年宣
言》并提出了一系列具体目标，以改善极端贫困、疾病和环境恶
化的状况，这是全球首次为改善人类生存状况而做出的一系列承
诺。在接下来的 15 年里，这些目标被置于全球议程的核心位置，
统称为"千年发展目标"。其中三个目标与健康直接相关，即降
低儿童死亡率、促进孕产妇健康和防治艾滋病、疟疾及其他疾
病，而其余五个目标则与健康间接相关。

（五）健康社会决定因素的正式确立

20 世纪 80 年代中期，健康社会决定因素这一理念开始在健
康促进领域出现。1986 年，第一届国际健康促进会议列出了关于
健康的八个关键决定因素：安全、社会保障、教育、食品安全、
收入、生态环境、可持续资源和社会公正。2003 年，世界卫生组
织成立了宏观经济与健康委员会，提出投资于健康就是投资于发
展。2005 年，世界卫生组织成立了健康社会决定因素委员会
（Commission on Social Determinants of Health，CSDH），专门研究解

决社会中的健康问题。2011 年，世界卫生组织在巴西里约热内卢召开了一次关于健康社会决定因素的会议，分享不同国家和组织在实施政策和战略以减少健康不平等方面的经验。会议通过了《健康社会决定因素里约政治宣言》，呼吁采用健康社会决定因素方法来减少健康不平等，并批准了"在国家层面采取更好的治理方式"、"促进参与政策制定和实施进程"、"卫生部门需要进一步调整方向，以注重减少健康不公平现象"、"加强全球治理与合作"和"加强问责制和监测进展"五个重点行动。

三 健康社会决定因素的理论框架

（一）健康社会决定因素的经典理论模型

健康社会决定因素模型由达尔格伦（Dahlgren）和怀特黑德（Whitehead）于 1991 年提出，该模型被认为是健康社会决定因素理论的经典模型。该模型从内到外分别代表了影响个人健康的主要因素，以及这些因素背后的因果关系。最里面的一层是具有不同基因的个体；第二层代表可能对健康产生影响的个人生活方式，例如，人们可以选择吸烟或不吸烟，这受到个人社会关系和社区行为规范的影响；第三层代表社会和社区网络的影响，社会支持对个人的健康既能产生有益的影响，也能产生有害的影响；第四层代表社会结构性因素，如住房、工作环境、卫生保健服务、水和卫生设施等；第五层代表宏观社会经济、文化和环境因素，内层的因素受到外层因素的影响（见图 5-1）。

Brunner、Marmot 和 Wilkinson 提出了生命周期多重影响理论模型，该模型揭示了在人的不同生命周期，社会结构、物质因素、社会环境和工作等在生命历程中对个体健康的作用机制（见图 5-2）。

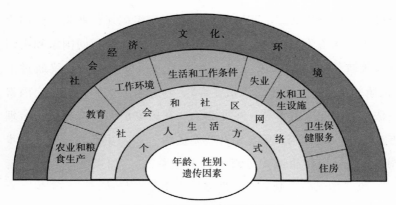

图 5-1 健康社会决定因素模型

资料来源：李鲁主编《社会医学》，人民卫生出版社，2017，第343页。

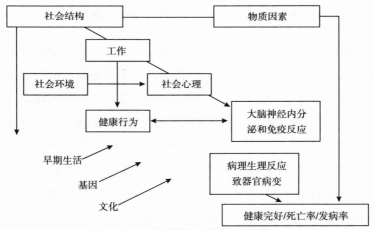

图 5-2 生命周期多重影响理论模型

资料来源：Natalie Curtis，"Determinants of Health the Range of Social, Economic and Environmental Factors which Determine the Health Status of Individuals," *Social Determinants*，2016：23。

（二）健康社会决定因素的行动框架

在世卫组织《用一代人时间弥合差距》的报告中，健康社会决定因素委员会提出了一个关于健康社会决定因素的行动框架（见图5-3）。该框架将健康社会决定因素分为日常生活环境因素和社会结构性因素两类。①

　　日常生活环境因素指的是人们出生、成长、生活、工作和养老的环境。卫生保健系统与这些因素是相互独立的，但也是日常生活环境的组成部分之一，如图5-3中右边左数第二栏所示。

　　社会结构性因素反映了权力、财富和资源的不同分配方式。图5-3中左边右数第二栏显示的是个人层面的社会结构性因素，而最左边一栏显示的是宏观社会层面的社会结构性因素，即社会经济和政治背景。个人层面与宏观社会层面的社会因素相互影响，紧密相连。

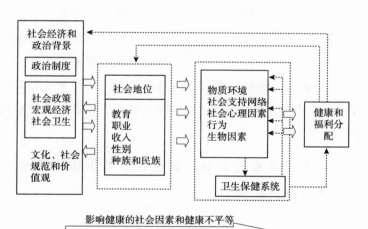

图5-3　健康社会决定因素的行动框架

资料来源：世界卫生组织《用一代人时间弥合差距》，2008。

　　接下来，我们将依据健康社会决定因素的经典模型和行动框架，分别从年龄、性别和遗传因素，个人生活方式，社区与社会网络因素，生活与工作条件以及宏观社会经济、文化和环境因素五个层面进行分析，帮助读者了解流动人口的健康社会决定因素，以及如何改善流动人口的日常生活环境因素和社会结构性因

　　① 郭岩、谢铮：《用一代人时间弥合差距——健康社会决定因素理论及其国际经验》，《北京大学学报》（医学版）2009年第2期，第125~128页。

素，从而增强公众对社会健康的认识。

第二节　年龄、性别和遗传因素的影响

　　年龄、性别和遗传因素对个人的健康状况有很大影响，这些先天的因素很大程度上决定了人类的寿命和患上某些疾病的可能性，是个人难以控制和改变的。近年来，流动人口的内部结构在逐渐发生变化。流动人口不仅"流而不动"，长期待在城市不再回农村，更重要的是内部的年龄结构也在变化。男性和女性之间的生理差异导致了不同的患病情况，如乳腺癌和心血管疾病。虽然近年来妇女的地位有了很大的提高，但各国妇女健康状况的改善并不均衡，而且面临许多挑战。基因遗传在很大程度上决定了一个人将会得哪些疾病以及人口的健康状况。人类个体寿命的差异约有25%受遗传内因控制，遗传因素对健康和寿命的影响随年龄增长而增强。

一　年龄因素的影响：高速化、老年化对流动人口健康管理提出新要求

（一）我国流动人口的年龄状况

　　我国的流动人口一直以16~59岁的劳动年龄人口（尤其是青壮年）为主，儿童人口和老年人口的比例相对较小。近年来，我国人口老龄化发展迅速，2000~2015年，60岁以上的人口比例从10.5%上升到16.1%。[①] 在此背景下，我国流动人口也在悄然发生"老化"：2000年至2015年，我国流动人口的平均年龄增加了2岁，年龄中位数增加了4岁；流动人口中16~44岁的青壮年比

---

① 侯慧丽、李春华：《身份、地区和城市——老年流动人口基本公共健康服务的不平等》，《人口与发展》2019年第2期。

例先升后降，总体下降了 1.7 个百分点，而 45~59 岁的中年流动
人口比例从 9.7% 快速上升到 15.6%（见表 5-1）。

表 5-1　我国流动人口年龄构成（1982~2015 年）

单位：%

年龄分布	1982 年	1990 年	2000 年	2005 年	2010 年	2015 年
0~15 岁	35.4	17.3	14.9	13.5	11.6	10.6
16~44 岁	45.7	69.8	70.2	71.1	71.1	68.5
45~59 岁	7.6	7.6	9.7	10.0	12.5	15.6

资料来源：《中国的流动人口（2018）：发展趋势、面临问题及对策建议》，ht-tps：//china. unfpa. org/sites/default/files/pub-pdf/%E4%B8%AD%E5%9B%BD%E7%9A%84%E6%B5%81%E5%8A%A8%E4%BA%BA%E5%8F%A3%EF%BC%882018%EF%BC%89-CN-final. pdf。

（二）我国流动人口的年龄特征

随着人口的不断流动，新生代流动人口将逐步取代老生代流
动人口，成为产业工人的骨干和新市民的主体。随着老一代流动
人口的逐步返乡和新增劳动力的持续流出，未来一段时间内，我
国新一代流动人口的规模将进一步扩大，在总体流动人口中的比
重也将继续提高。在老龄化和流动人口快速发展的双重推动下，
我国 60 岁及以上老年人口的迁移和流动也在快速发展。2000 年
以来，老年流动人口的规模也出现了快速增长，老年流动人口等
群体的出现和迅速扩大值得关注，这对流动人口健康服务管理的
供给能力提出了更高要求。构建老年流动人口的健康服务体系，
尤其需要系统性思考。在人口流动家庭化和落户政策放宽的背景
下，流动人口中高龄务工人员的子女大多也在城市工作，孙辈在
城市接受教育的比例较高，家庭与流出地的联系相对松散，随迁
老人也有类似特点。因此，应重点关注高龄流动人口的城乡养老
和医疗保险一体化问题。高龄流动人口是以家庭为单位的流动人

口服务对象的重要组成部分，政府管理者应将老年流动人口纳入城市和社区养老体系，为不愿落户的老年流动人口提供持续的养老保障。

二　性别因素的影响：男女差异影响健康状态、女性身心健康普遍较低

（一）我国流动人口的性别状况

我国流动人口的男女性别比经历了先降后升的过程。20 世纪八九十年代，青壮年男性是流动人口的主体；随后女性逐渐加入流动人口队列，导致 2000 年的性别差异下降。流动人口越来越趋向于家庭化，带着孩子流动的情况越来越多，然而由于长期的出生性别不平衡，儿童和青少年人口男女性别比偏高，从而拉大了我国流动人口的整体性别比，这也是 2010 年和 2015 年中国流动人口性别比回升的原因之一（见表 5-2）。

表 5-2　流动人口性别比（1990~2015 年）

年份	0~14 岁	15~64 岁	65 岁及以上
2015	119.0	117.5	103.8
2010	122.9	118.7	100.8
2000	114.5	106.5	100.3
1990	110.1	131.3	73.3

资料来源：《中国的流动人口（2018）：发展趋势、面临问题及对策建议》，https：//china. unfpa. org/sites/default/files/pub - pdf/% E4% B8% AD% E5% 9B% BD% E7% 9A%84%E6% B5% 81% E5% 8A% A8% E4% BA% BA% E5% 8F% A3% EF% BC% 882018% EF%BC%89-CN-final. pdf。

（二）我国流动人口的性别特征

不同性别的流动人口的健康状况存在明显差异，其中女性流

动人口在住房选择、住房支付能力、房源获取渠道和邻里社会资本等方面处于更不利的地位，导致女性流动人口的整体健康状况不佳，例如，女性迁居概率显著高于男性，尤其是单身母亲，她们的身体和心理健康状况普遍较差；邻里社会排斥对女性流动人口的死亡风险有更大的影响；女性流动人口比男性更容易受到环境压力的负面影响。然而，城市内部多次迁居和城市间频繁流动对男性流动人口健康的负面影响比女性更大；家庭式流动、自有住房和高度联结的社会资本对女性幸福感的提升有更明显的影响。总体而言，男性流动人口健康对空间和时间因素更加敏感，而女性流动人口健康更有可能归因于住房和邻里的不稳定。[1]

三　遗传因素的影响：慢性疾病负担逐渐加重、传染病传播性近年猛增

（一）我国流动人口的基因遗传状况

流动人口的健康状况直接影响到一个国家的经济发展和社会进步，是构建和谐社会的重要基础。随着我国科学技术的快速发展，生命科学的进步促进了我国人民对自身健康和疾病的认识，传统的临床医学转变为基于现代生物知识和实验方法的生物医学。在 21 世纪，新的科技突破和重大集成创新不断涌现，学科交叉与融合进一步发展。基因组学等生命科学的出现，在人类健康发展过程中具有更加明显的作用潜力；脑与认知科学已成为生命科学和人类健康科学的热点与前沿；生命科学、物质科学、信息科学、认知科学和复杂性科学的融合将带来重大的科学突破，这将给人口健康领域带来重大变革。我国对流动人口的遗传特征研究不多，但发展基因工程有利于了解流动人口的遗传分布和变

---

[1]　国家卫生和计划生育委员会流动人口司编《中国流动人口发展报告 2017》，中国人口出版社，2017。

化，探索疾病的传播途径和关键致病基因，有利于我国传染病和慢性病的防控工作。

（二）我国流动人口的基因遗传特征

除长期慢性病外，流动人口由于奔波时间长、变迁速度快，身体免疫力容易降低，是急性传染病的易感人群，2020 年新冠肺炎的感染人群主要是高流动人口。在慢性疾病"前预防""后管理"逐渐成为共识的今天，突发急性传染病对流动人口健康公平的影响需要重新评估。[①] 因此，需要大力加强遗传医学的基础研究，进一步完善我国的基因科学工程和遗传健康研究体系，研发健康干预技术，初步实现利用基因矫正技术消除常见的遗传缺陷；减少流动人口的出生缺陷，提高优生优育水平。

第三节　个人生活方式因素的影响

个人生活方式对健康也有重要影响。个人的不良饮食习惯和生活方式，如吸烟、酗酒、暴饮暴食、缺乏运动和高危性行为，都会增加患病的风险。有些生活方式是个人的选择，如吸烟，而有些生活方式是由更深层次的社会结构决定的，如贫困人群的饮食结构。

一　不良饮食习惯的影响：生活健康教育意识欠缺，普遍缺乏健康饮食习惯

（一）流动人口的不良饮食习惯状况

在当今经济全球化迅速发展的时代，全球面临营养不良和营

---

① 李红娟、徐水源：《流动人口健康素养及健康知识获取分析》，《卫生经济研究》2017 年第 10 期。

养过剩的双重负担。全球儿童和成人的营养不良率正在下降，但这一趋势是缓慢的，而且绝对值仍然很高，非洲的营养不良人数仍然在增加。同时，超重和肥胖患者的数量明显上升，中国第六次卫生服务统计调查显示，6~18 岁年龄段的儿童青少年的超重检出率达到 11.4%，肥胖检出率达到 11.8%。[1] 在世界范围内，肥胖已经成为一种社会现象，超重现象在发达国家更为普遍。对全球疾病负担的危险因素的分析表明，不健康的饮食习惯是影响健康的重要危险因素（见表 5-3）。

表 5-3 2019 年全球疾病负担的危险因素

序号	危险因素	致死人数
1	高收缩压	1080 万人
2	烟草	871 万人
3	饮食危险	794 万人
4	空气污染	667 万人
5	高空腹血糖	650 万人
6	高体质指数	502 万人
7	LDL 胆固醇高	440 万人
8	肾脏机能障碍	316 万人
9	儿童和产妇营养不良	294 万人
10	酒精使用	244 万人

资料来源：Global Burden of Disease（GBD），https：//www.healthdata.org/gbd/2019。

（二）流动人口的不良饮食习惯特征

由于流动性大，人员构成复杂，卫生知识相对缺乏，流动人口容易被城市健康教育和健康促进活动所忽略。流动人口往往对

---

[1] 温勃等：《我国儿童青少年健康问题现状调查与分析》，《中国卫生信息管理杂志》2021 年第 1 期。

生理健康常识、基本营养知识有较高的认知，但对高血压和糖尿病等慢性病以及艾滋病和结核病等传染病的认知度较低，这与公共卫生服务机构提供的健康教育不足有关，也与流动人口缺乏健康意识有关。同时，经常吸烟、饮酒的流动人口容易产生健康问题的概率高于不抽烟者和不饮酒者，这可能有两个原因：一是吸烟或喝酒会降低身体机能，吸烟或喝酒的时间越长，身体机能越差；二是经常吸烟或喝酒会改变身体的内部环境，导致饮食习惯改变，如喜欢吃偏咸的食物等。随着流动时间的延长，流动人口的健康状况变差，一方面是由于其生活饮食环境较差，健康意识较为薄弱，在生活中逐渐养成了一些不良的饮食习惯；另一方面是由于其工作性质特殊和工作场所环境不佳，不良饮食习惯不断加重，医疗保障状况不容乐观，流动人口更容易受到疾病的困扰，健康状况更易变差。

二　不良生活行为的影响：自身健康优势逐步减弱，健康促进教育有待加强

（一）流动人口的不良生活行为习惯状况

流动人口年龄的增长和工作压力的增加，导致他们的社会参与度减少，接受各种健康信息的能力下降，理解力和行动力也逐渐变差，而休闲娱乐和运动锻炼等生活行为对提升流动人口的主观和客观健康水平有积极影响。很多研究都表明，参与家务劳动和集体活动对流动人口的身心健康有积极影响。缺乏体育锻炼和口腔保健不及时等是流动人口中常见的不良健康行为，这些行为已成为流动人口较为固化的公共卫生问题，而受过一定教育的人群更有可能采取积极的锻炼行为来保持健康。

（二）流动人口的不良生活行为习惯特征

随着流动人口流动时间的延长，流动人口的健康优势逐渐减

弱，健康状况逐渐与当地人口的健康状况趋同，甚至更差。因此，应加强对流动人口群体的健康关注，倡导健康的生活方式和行为；加强健康教育和健康促进工作，提高健康知识的普及率；在流动人口集中的行业（如服务业）和场所（如流动人口打工的菜市场、日用品批发市场等）开展健康教育，鼓励健康的生活方式、生活习惯和提供有效的就医信息。通过健康教育和健康促进，一方面可以让流动人口养成健康生活方式和行为习惯，另一方面可以促进流动人口对城市医疗机构的了解，使其获得专业的指导信息，促进其合理使用医疗服务。[①]

第四节　社区与社会网络因素的影响

社区和社会层面是流动人口健康的社会决定因素中承上启下的环节。从出生开始，每个人都处在各种社会关系网络中。每个人和每个家庭都有一个以自己的地位为中心的关系圈，家庭、社区和社会的支持可以促进身心健康。良好的社会关系能帮助我们面对挑战和逆境，在健康出现问题时，可发挥支援的作用，这种社会关系对个人的健康有重要影响。

一　社区网络的影响：人口成分复杂、变动较大使社区健康管理面临挑战

（一）流动人口的社区网络状况

社区网络是一个人所在住所的社区内的关系网络。社区环境是社区网络的一个重要组成部分，指个人居住地的社会和自然环境（包括卫生、治安、教育水平等）。社区环境与健康之间存在

---

① 王伶鑫、周皓：《流动人口的健康选择性》，《西北人口》2018 年第 6 期。

密切的关系。社区环境有好有坏，例如经济地位高的人可能生活在更好的社区环境中，也会有更高的健康水平。治安、噪声、体育设施以及图书馆等社区环境与流动人口的健康有很大关系。外来务工人员大多从事劳动强度大、收入低的工作，饮食卫生和生活条件差，缺乏基本的卫生知识，这些不仅影响自身的健康，而且容易导致疾病的传播尤其是传染病的暴发和流行，并给所在地区带来各种健康问题。

（二）流动人口的社区网络特征

目前，我国流动人口社区的健康管理和健康教育还处于初级阶段，仍然存在许多不足之处。大多数城市社区的健康管理是由兼职人员进行的，这些人员对流动人口的健康管理和健康教育都不够重视。流动人口成分复杂，综合素质不高且他们认为卫生保健和健康教育可有可无，有些人甚至认为是浪费时间，产生抵触心理，从而导致社区健康管理网络存在断层。此外，社区健康教育和管理场所往往比较简陋，甚至匮乏，这在一定程度上也造成了健康管理缺乏严肃性和规范性，使社区健康管理工作难以顺利地开展。①

针对社区流动人口流动性强的特点，可以加强对流动人口的动态管理，利用社区网络系统对流动人口进行自动化的统计和检查。由于流动人口大多在外打工，他们的医疗费用相对较低，因此，政府要保证流动人口个体都能享受到社区的基本公共卫生服务，让流动人口看得起病，方便看病。通过社区内多部门合作，建立长效管理机制，对流动人口进行全面管理。针对流动人口对社区卫生管理的有关规定不了解的情况，可加大宣传力度，提高他们对建立健康档案的作用和效果的认知，使社区内流动人口都

---

① 郝晓宁、薄涛：《我国城市老年人口的社会网络及社区养老分析——基于北京市的抽样调查》，《中国卫生政策研究》2012年第2期。

能主动到社区卫生管理部门备案，接受卫生管理，享受基本公共卫生服务。

二　社会网络的影响：社会支持有益于身心健康，社会歧视则对身心健康产生负面影响

（一）流动人口的社会网络状况

社会支持是指至少两个个体之间的资源交换，旨在加强或促进个体的健康。社会支持的作用是传达信息，即表明这个个体是被接受的、被爱的、被尊重的，在沟通网络中是彼此热情的。社会支持研究主要有两种理论，第一种是缓冲理论，即认为社会支持是一种缓冲，可以缓解压力；第二种是依赖理论，成年人养成的社会化支持关系是在童年安全依赖的基础上形成的。社会支持一般可分为三类：第一种是工具性支持，指的是提供可见的帮助和行动；第二种是评价性支持，指的是为行动提供反馈和建议从而为决策者提供参考；第三种是信息性支持，即只是单纯地提供信息。社会歧视最早出现在心理学中，社会心理学家认为社会歧视是指对特殊社会群体的不公正的、不合理的、排他性的社会行为或制度安排，它是由社会偏见等不公正的、消极的、排斥性的社会态度导致的。

（二）流动人口的社会网络特征

社会支持与健康，尤其是与心理健康之间存在密切的联系。作为一个具有高度流动性的特殊群体，流动人口一旦从一个地方搬到另一个地方，就会失去原有的社会支持和社会网络，在适应新环境时可能会出现一系列的心理问题。此外，流动人口生活单调，缺少社会活动与社会交往，患心理疾病的可能性大大增加，例如国外学者 Wong 等人发现，流动人口面临的心理问题主要有

四种：人际关系紧张、抑郁、嫉妒和充满敌意，而与这些心理问题密切相关的因素之一就是缺乏社会活动和人际交往。无论他们是男性还是女性，较低的社会支持都是影响流动人口心理健康的主要因素之一。社会资本是指个人拥有的社会关系，是个人可以使用的社会资源。一个人的社会网络覆盖的范围、信任程度和互惠程度是衡量社会资本的维度。社会资本通过三个渠道影响个体的健康：第一个渠道是社会资本对个人获得健康信息和行为规范的影响；第二个渠道是社会资本可以影响个人对健康服务的使用；第三个渠道是社会资本可以影响一个人的心理健康，并通过情感支持影响身体健康。社会关系网络越庞大，人们从中获得的社会资本就越多，因此他们保持身心健康的可能性就越大。当人们感到自己与他人平等时，更有可能参与社会互动，所以社会交往对于消除社会隔阂非常重要，因为当人们生活在存在社会隔阂的环境中时，更有可能危害自己的健康。①

社会歧视最早由发达国家开始研究，主要关注外来移民与本国居民之间的关系，但歧视不仅存在于发达国家的本地居民和移民之间，也存在于发展中国家的城市人口和农村人口之间，特别是城市人口和"外地"人口之间。歧视对流动人口的健康来说是一种危险因素，也是影响我国流动人口健康的重要因素。随着越来越多的流动人口及其家庭迁入城市，他们在寻找工作、住房、教育和医疗保健方面受到歧视，流动人口往往被视为二等公民。社会生态学理论指出，社会环境对个人的心理和行为有重要的影响作用。社会歧视和羞辱会影响流动人口的生活质量，容易导致一系列心理问题，甚至导致流动人口的不良健康行为，如酗酒和吸烟。

---

① 刘晓、黄希庭：《社会支持及其对心理健康的作用机制》，《心理研究》2010年第 1 期。

第五节　生活与工作条件因素的影响

除了社区和社会网络因素外，社会结构性因素，如生活和工作条件，也决定了个人行为，而这又对健康产生影响。所有的社会中都存在社会分层，不同的个体和群体处于不同的社会层次，有着不同的生活环境和工作条件。这些社会结构性因素不仅包括社会经济地位，还包括工作环境、城镇化、卫生保健服务等因素，它们决定了流动个体行为的方向，从而对健康产生影响。

一　社会经济地位的影响：人口健康素养存在由社会经济地位导致的差异

（一）流动人口的社会经济地位状况

社会经济地位是指个体或群体在社会中的地位。社会经济地位通常可以用一系列的指标来衡量。通常有三个指标被用来衡量社会经济地位：收入、教育和职业。

收入直接影响人们的社会环境，从而对他们的健康生活产生影响。大量的实证研究和数据表明，收入和健康之间存在重要联系。我国一项涉及9个省份的研究显示，收入与健康的关系存在明显的城乡差异和职业差异，这说明在收入与健康的关系中，社会经济地位的影响十分重大。

提高教育水平可以帮助缩小不同人群健康水平的差异。首先，教育可以让人们了解到关于医疗保健和健康行为的知识。人们受教育程度越高，就越倾向于采取健康的生活方式。其次，较高的教育水平有助于人们获得更多的技能和更好的工作，提高收入水平和社会地位，这些都是有助于健康的因素。教育水平较高的人往往更有可能保持健康也更长寿。在发展中国家，母亲的受教育程度和孩子的健康状况之间有明显的关联。因此，改善妇女的教育状况，让她们有更多的机会接受教育是非常有意义的。

职业地位对健康产生影响。Adler 和 Ostrove 在 1999 年的研究中表明，健康的梯度是基于职业地位而存在的。职业地位高的人往往享有更高的健康水平和更低的死亡率，而且这种梯度持续存在，甚至随着时间的推移而增加。换句话说，死亡率随着职位的上升而趋于下降。2012 年中国劳动力动态调查的数据也显示，个人健康状况因职业状况而有很大差异，包括自我评估的健康状况、工伤和自我报告的职业病、工作条件的差异。[1]

（二）流动人口的社会经济地位特征

由于社会经济地位的原因，不同群体的健康水平存在差异。受教育程度较高的人可以获得并使用更多的与健康相关的信息，在社会生活中能够更好地做出健康行为和决定。一项比较武汉市区流动人口和本地居民健康水平的研究发现，流动人口的健康生活方式和技能低于城市居民；同时，健康水平在不同教育水平的人中表现出差异化效应，即健康水平对教育水平较低的人有更大的影响。

收入对人们的健康有积极影响。健康水平较低的人一般自己或家庭收入较低，因为经济贫困仍然是导致健康水平低下的主要原因，其次是职业状况、教育和年龄。流动时代的中国一直倡导"提高健康素养是提高全民健康水平的前提"。流动人口的身心健康至关重要，提高他们健康水平的最有效途径是增强他们的健康素养。

教育对健康素养有积极影响。教育是一种重要的个人资源，

---

① Y. Qi, T. Liang, H. Ye, "Occupational Status, Working Conditions, and Health: Evidence from the 2012 China Labor Force Dynamics Survey," *The Journal of Chinese Sociology*, 2020, 7 (1): 1-23.

教育水平较高的人在获取、使用和判断健康信息的能力方面更为突出，能够更有效地利用卫生系统，从而在社会生活中做出更佳的健康决定。这在一定程度上反映了"资源强化"效应，即拥有优越资源和机会的人更有可能获得健康资源，拥有更高的健康素养。在设计和实施政策时，政府应更加关注流动人口的健康教育水平，通过适当地教育或培训，帮助他们提高使用和评估卫生信息的能力，有效利用卫生系统，并在社会生活中做出更好的健康决定。

除了教育方面，政府还应该增强流动务工人员对健康信息和资源的获取能力，因为相对于流动白领而言，流动务工人员处于弱势地位，强化其职业保障也应是关切之道。在设计和实施政策时，政府也应更多地关注流动人口中的农民工群体，进一步推动农民工转化为城市常住人口，建立个人健康档案。

二 工作环境的影响：工作环境质量决定新生代流动人口的身心健康水平

（一）流动人口的工作环境状况

在发达国家，雇员一般能够保证自己的工作条件。然而，在许多发展中国家，就业关系有时并不受合同保障，劳动力市场上存在大量的非正式雇佣关系。在非正式雇佣下，工人的合法权利一般得不到保护。一旦经济形势发生变化，产业结构迅速调整，失业率的上升和随之而来的雇佣关系的动荡会影响大量普通劳动者的生存状况，不仅给失业者及其家庭带来物质资源的匮乏，还带来巨大的社会心理压力，影响他们的健康状况。[①]

① 施小明：《我国环境与健康工作主要进展及建议》，《中华疾病控制杂志》2017年第2期。

（二）流动人口的工作环境特征

不同的工作环境对个人的影响是不同的，良好的工作环境可以降低健康方面的损耗。不利的工作环境会对流动人口的健康产生负面影响。恶劣的工作条件会对流动人口的健康造成危害，并加速传染病的传播。绝大多数传染病新增病例都发生在外来打工者身上，拥挤的工作环境、不卫生的饮食、简陋的排水排污设施以及缺乏清洁的饮用水都为流行病的传播创造了条件。由于劳动力市场的分割和流动人口自身的流动性等因素，工作环境是区别于城市常住人口以及普通民众的最明显的环境因素。因此，关于外来务工人员的健康问题，需要关注其工作环境的特点，如工作场所的室内外空气质量和工作场所的物理特性（温度和湿度）以及其他极端工作条件。

三　城镇化的影响：就地城镇化有利于减少流动人口心理健康不平等现象

（一）流动人口的城镇化状况

在工业化进程中，大量农村人口涌入城市，造成城镇化进程迅猛发展。城镇化给许多发展中国家带来了一系列的社会问题，影响了生活在其中的人口的健康，特别是对弱势人群的健康状况产生了负面影响。[①] 我国城市流动人口的健康问题就是一个典型的例子。城市快速发展，人口急剧增加，但硬件设施和管理却不能及时跟上，导致城市中的城中村大量出现。这些地方的物理环境、社会环境和经济环境很差，居民的患病率明显高于其他地区。同时，随着城镇化和大量人口从农村向城市迁移，这

---

① 王春光：《农村流动人口的"半城市化"问题研究》，《社会学研究》2006年第5期。

部分人口尚未被现有的城市卫生系统和医疗保障制度所覆盖，许多人无法获得清洁的水和卫生设施，也无法公平地获得医疗保健服务。

《"健康中国 2030"规划纲要》强调"将健康融入所有政策，人民共建共享"，并正式将"健康中国"建设上升为国家战略，流动人口的身心健康对实现健康中国具有重要意义。新型城镇化的目标是提高居民的幸福感，而流动人口的健康，尤其是他们的心理健康，是衡量城镇化质量的最重要指标之一。此外，随着流动人口数量和跨省流动人口比例的逐渐减少，本地城镇化成为新型城镇化的重要形式。

（二）流动人口的城镇化特征

中国的新型城镇化非常重视社会公平和公正问题，并强调城镇化要以人为本，以民生、可持续发展和追求质量为内涵。作为城镇化的必然结果之一，流动人口是新型城镇化中需要关注的重点人群之一。与本地居民相比，流动人口往往处于弱势地位，获得健康资源的机会较少，更容易承担健康风险。对于流动人口来说，人口的空间流动性特征对健康不平等也有重要影响。健康流动人口效应表明流动人口存在健康选择机制，只有健康的人才能进行空间流动，而且越是健康的流动人口，越有可能进行长距离迁移。因此，当平均健康水平较高的流动人口进入流入地时，会提高流入地的整体健康水平，但其流出地的整体健康水平却相应下降，这种健康红利从流出地转移到流入地的现象，一方面，造成了流出地和流入地健康水平的差距；另一方面，这也导致了不同人口吸引力的流入地存在健康不平等的趋势。

在流出地层面，来自中西部地区的流动人口的人均收入相对较低，心理健康水平较差，从而加剧了流动人口的心理健康不平等。这部分是由于中部和西部的城市与东部相比，宏观社会经济属性相对较差，因此，民众平均健康水平也较差。另外，来自中部和西部的流动人口在流入地可能会经历更多的歧视，心理健康水平更低。

在流入地区层面，流动人口在不同城市的平均心理健康水平存在差异，但不同收入等级的流动人口在流入地间的分布状况可以缓解心理健康不平等问题。根据推拉理论，流动人口总是在流出地和流入地之间进行"推力"和"拉力"的博弈。流动人口选择迁移或不迁移，并根据流入地的吸引力和流出地的推力来选择迁移地。因此，不同的城市会吸引不同类别的流动人口，比如流入郑州市和成都市的人口的收入相对较低。这种基于流动人口自身选择的机制，有助于缩小不同收入群体之间的心理健康差异程度，尽管不同地方的流动人口之间存在收入差异。

从迁移距离来看，健康迁移效应并不适用于中国流动人口的心理健康情况，因为迁移距离越长，流动人口的平均心理健康状况就越差，跨省流动在一定程度上加剧了流动人口的心理健康不平等。虽然地区间经济水平和收入分配的差异吸引了大量的流动人口跨省流动，跨省流动的人口表现出相对较高的收入水平，但流入地和流出地的社会文化差异可能会增加流动的压力，最终导致较差的心理健康。不健康的流动人口或健康状况下降的流动人口比健康的流动人口更有可能返回家园。因此，随着省际流动人口心理健康水平的下降，流出地将不得不接受返回的流动人口，并承受流动地区人民平均健康水平进一步下降的后果，从而影响城镇化的可持续发展。因此，通过改善流动人口原居住地的设施，促进经济发展，提高原居住地的吸引力，减少人口流动的距离，鼓励流动人口就地城镇化，成为新型城镇化减少流动人口心理健康不平等的途径之一。

四　卫生保健服务的影响：新生代流动农民工的初级保健服务存在管理盲点

（一）流动人口的卫生保健服务状况

卫生保健服务强调提高卫生保健服务的质量和可及性，对改善健康状况有直接影响。特别是在尚未实现普及医疗服务的发展中国家，改善医疗服务系统和扩大医疗服务的范围对于改善健康状况尤为重要。然而，在许多国家，卫生保健系统仍然相对薄弱，在提供、获取和使用医疗服务方面，富人和穷人之间仍然存在非常大的差距。卫生保健应该是一种普及服务，获得卫生保健是每个公民的权利。对于发展中国家来说，拥有足够数量的当地初级保健提供者是一个关键点。目前卫生人力资源的短缺和人才流失是影响人们获得医疗服务的另一个突出问题。

（二）流动人口的卫生保健服务特征

当农民流入城市时，他们的初级卫生保健和基本卫生服务应如何保证，如何让他们不被边缘化，这些都是目前卫生管理上的一个盲点。然而，缺乏基本保障和管理而导致的健康问题却日益突出，在严重威胁流动人口健康的同时，也开始影响流入地的经济发展和社会稳定。初步统计显示，流动人口对医疗服务的利用率低于常住人口，流动人口中的孕产妇死亡率明显高于常住人口；儿童计划免疫接种率低，麻疹和新生儿破伤风的发病率在流动人口中较高。肺结核、性病等经典传染病和新型传染病在流动人口中也日趋严重；接触职业危害引起的职业病、不良工作环境、缺乏劳动保护等问题也很普遍。[1]

---

[1]　唐莹等：《我国农民工健康状况与卫生服务现状》，《护理学杂志》2011 年第 1 期。

　　为了改善医疗服务和流动人口的健康状况，有必要首先确定流动人口健康保护的目标。流动人口健康保护的目标应着重于传染病的预防和控制以及妇幼保健服务，这对公共卫生和医疗保健有明显的影响。考虑到社会公平、劳动力流动、城市发展和实施保护措施的需要，应优先考虑"混合家庭"和长期居住的"正式就业"流动人口，同时也应关注"非正式就业"流动人口。对"非正式就业"的流动人口也应给予优先考虑。①

第六节　宏观社会经济、政治和文化因素的影响

　　流动人口的健康社会决定因素不仅包括微观层面的个人因素，还包括宏观层面的社会因素，这些因素往往互相影响，而且大都是个人力量不能控制的，需要综合和多元化的公共卫生措施干预才能为健康带来正面的影响。宏观社会因素既是人类社会发展的主要形式，也是人类生存和保持健康的物质条件。对健康而言，没有社会经济基础、政治基础和文化基础，流动人口的健康就无法得到保障；对社会发展而言，没有健康的流动人口，就不可能有社会进步和经济可持续发展。投资于健康就是投资于生产力。

一　宏观社会经济的影响：提高流动人口健康水平可以提高劳动生产率

（一）流动人口的宏观社会经济状况

　　每个人都生活在特定国家和民族的政治、经济和文化背景

---

① N. E. Adler, J. M. Ostrove, "Socioeconomic Status and Health: What We Know and What We Don't," *Annals of the New York Academy of Sciences*, 1999, 896（1）: 3-15.

下，而个人的健康不可避免地受到宏观社会因素的影响。有学者认为社会经济地位只是社会中与他人相联系的个体在社会中的地位；还有学者认为它是经济和社会的结合，是基于教育、收入和职业的个人或家庭的社会地位。一些研究认为社会经济地位是疾病产生的根本原因，因为它直接影响到其他因素，如健康知识水平、卫生服务的可及性和歧视，这些都与健康密切相关。

（二）流动人口的宏观社会经济特征

中国的流动人口经历了一个"双重从属"的过程，"流动人口"的特殊身份象征着一种时代的"创伤"。这种"创伤"使他们难以完成向工人身份的转变，由于受到区别对待，城市中的流动人口往往被作为社会不稳定的来源而成为预防和管制的对象，以法律和秩序的名义损害了他们作为公民的基本权利。这种长期的差别待遇已经蔓延到流动人口生活和就业的各个方面，即使是那些有工作的流动人口也很少与企业签订正式的劳动合同，导致城市中的流动人口边缘化和贫困化。

流动人口往往缺乏职业保护，患职业性疾病和受伤的风险更大。生殖健康问题在新一代流动人口中很突出。流动人口的心理健康缺乏社会支持。从经济发展的角度来看，为流动人口提供更好的健康服务，有助于积累中国的人力资本，有助于促进中高速经济增长。提高流动人口的健康水平，有利于提高劳动生产率，缓解劳动力增量下降对经济增长的影响；有利于降低疾病发生率，节约医疗费用，形成社会进步和经济发展的良性循环。从社会发展的角度看，为流动人口提供更好的卫生服务，有助于实现卫生公平，增强公众的获得感。但人口的流动性给公共卫生服务带来了挑战，增加了传染病的传播机会。

二　宏观社会政策的影响：医疗保险、户籍制度是流动人口健康的核心诉求

（一）流动人口的宏观社会政策状况

政治因素可以影响一个国家的社会资源的分配，并决定不同群体的权利地位，这对健康不平等现象有重要影响。社会政策通过对教育、收入、就业或住房等健康的社会决定因素的影响，间接地影响健康。这些因素是影响健康的关键因素，它们反过来会影响健康结果。20世纪60年代以来，大量的社会政策在美国进行了实验性评估，结果显示社会政策不仅可以改善经济福祉，还可以改善民众健康状况。这些观察结果促使世界各地的卫生政策专家提出了针对儿童早期发展、教育程度、贫困、住房和就业的政策，以改善人口健康状况和降低卫生系统成本。英国在20世纪90年代明确提到卫生系统储蓄是社会支出增加的一个原因。同样，在美国，奥巴马政府激励投资者为患者提供各种社会服务。美国医疗保险和医疗补助服务中心、各州和私人提供者共同投资了数十亿美元用于社会政策，希望这些投资能够预防美国健康风险最高的人群——贫困和低收入家庭的疾病。

（二）流动人口的宏观社会政策特征

社会政策在维护人口健康和公平方面发挥着重要作用。然而，目前的健康政策大多是针对户籍人群的，并不包括流动人口，这就造成了对流动人口的政策保护出现空缺，尤其是在医疗保险方面。从农村地区来到城市工作的流动人口没有可获得的医疗保险，或者存在异地保险连接障碍，这减少了他们获得医疗服务的机会，从而影响了他们的健康状况。此外，根据现行的新型农村合作医疗政策，农民必须在户籍所在地缴纳保费后在当地就

医和报销，这使得流动人口实际上难以享受到新型农村合作医疗的真正好处。[①]

户籍制度差异是导致城乡居民地位不平等的最直观的制度性歧视，虽然我国已经实施了户籍制度改革，但其结果并没有得到根本改变。户籍制度直接影响和限制了流动人口自身的发展，一些地方对流动人口的就业采取了排斥性政策，只有一小部分就业的流动人口能够与企业签订正式的劳动合同。同时，附加在户口上的一系列不平等现象将流动人口排除在社会保障和其他相关制度之外。据调查，在中国，流动人口参加各种保险的比例低于城镇职工，他们的社会保险覆盖率很低，而且他们对雇主缴纳的社会保险也不甚了解。

2009 年，新医改提出了要实现"基本公共卫生服务均等化"，但要将政策转化为实际行动，特别是将流动人口纳入财政支出范围，还需要长期的实践和观察，需要进一步探索。根据城市化发展理论，未来 20~30 年，我国的城市化仍将处于快速发展阶段，更多的农村人口将向城市流动。为了促进中国城市化的健康发展，必须对中国现行的户籍制度进行根本性的改革，否则其仍将制约流动人口转化为市民的全面城市化进程。

三　宏观社会文化的影响：文化差异会引起心理或生理的不适

（一）流动人口的宏观社会文化状况

文化是一个社会及其成员所具有的物质文明和精神文明的总和。价值观是一个社会的成员共同持有的对对与错、好与坏的看法。社会规范是对人们行为进行管理的习惯性规则。这三者都是

---

① 张瑞：《流动人口健康管理与服务问题研究》，博士学位论文，南开大学，2014。

在一个社会或群体中随着时间的推移而形成的，对人们的行为有潜在的影响。不同的社会和群体有不同的文化和价值观，这也会对健康产生不同的影响。

（二）流动人口的宏观社会文化特征

在具有不同文化、信仰和观念的流动人口中，许多人对健康和疾病有着不同的信仰体系。文化健康信念影响人们对自己的健康和健康问题的看法与感受，包括他们何时和向谁寻求医疗保健，以及他们如何回应有关生活方式改变、保健干预和坚持治疗的建议。不同的文化有不同的交流方式，甚至关于身体、健康和疾病的讨论也不同。社会文化差异需要患者与家属以及医务人员之间的沟通和相互理解。文化和观念都会影响就诊的内容与结果。文化为人们了解自己的健康和诊断治疗提供了基本背景、前提和目的。对社会文化的了解有助于深入了解不同人口，特别是进入新环境的流动人口如何根据关于其健康的信息做出明智的决定。文化、社会和家庭影响形成了态度和信念，而态度和信念又反过来影响卫生知识普及。母语、社会经济地位、性别和种族，以及流行文化，也是卫生知识普及的社会文化因素的重要组成部分。社会因素通过社会网络以及政府计划、立法和私营部门市场发挥作用。各种社会因素会产生和传播相关信息，这些信息可能造成偏见，促进或减少健康对环境的影响，并造成一定的压力。[1]

---

[1]　E. Courtin et al., "Can Social Policies Improve Health? A Systematic Review and Meta-Analysis of 38 Randomized Trials," *The Milbank Quarterly*, 2020, 98（2）: 297-371.

第六章 中国流动人口健康风险

长期以来，我国处于城乡二元格局中，城乡社会保障间存在一定的差异，流动人口特别是乡村流入城市的人口在为各地经济社会发展做出贡献的同时，自身的社会福利和公共保障也存在一定的缺陷，因此其一般也承担着较大的健康风险。在了解流动人口的健康风险因素后，本章我们将详细讲述流动人口的健康风险。

第一节 生理健康

一 健康移民效应

在具体了解流动人口健康风险之前，我们先了解一下健康移民的相关理论，简单来说：是健康的人选择流动，还是流动后的人更健康？国际移民研究发现，健康状况较好的劳动者有更强烈的意愿和能力进行流动与迁移，迁移之前移民的健康状况普遍好于迁入国当地居民的健康状况，这种内在选择性就产生了健康移民效应。所谓健康移民效应是指移民在刚到达迁入国时，健康状况要普遍优于迁入国本地出生公民健康状况，即移民相比迁入国居民来说更加健康。然而，随着移民在迁入国工作、生活，移民的健康优势逐步减弱，与迁入国居民健康状况逐渐趋同，甚至健康状况比迁入国居民健康状况要差。[①] 移民健康由好变差的现象与环境的变迁、压力的增大、社会支持的不足或缺失、制度和结构性壁垒、文化的不适应、法律援助的缺位等因素密切相关。国外不少学者用数据验证了健康移民效应的存在。如 Jasso 等利用美国数据发现，移民尤其是新移民相对于美国本土出生的居民而言存在明显的健康优势，但随着移民在美国居住时间的增加，移民的身体健康状态比本地居民下降更明显。大量研究资料均验证了健康移民效应，同时发现即使控制了移民的来源国，新移民同样比本地出生居民的身体健康状态更好。[②]

国内关于流动人口的健康选择机制解释主要有两种视角，一是健康移民假说，即健康流动人口更能够克服流动过程中的负面条件，使得只有在流出地更健康的人才有可能进入流动人口的行列。二是"三文鱼偏误"，简单的理解就是流入地会淘汰掉健康状况变差的流动人口，健康恶化的流动人口由于生活成本、社会保障需求等原因，往往无法长期居住在流入地，所以选择返回户籍所在地。[③] 但也有研究者认为，我国城乡流动人口具有特殊性，流动人口面临更多健康风险，生活处于弱势地位，可能会导致中国流动人口的健康移民效应不明显。学者们的研究结论也不同，有学者研究发现，农村劳动力迁移过程存在健康选择机制，健康状况较好的农村劳动力外出务工，健康状况不佳的农民工选择回流农村。也有学者探索发现我国人口流动存在较为明显的"健康移民"和"三文鱼偏误"选择效应，流动人口自评的健康指标显

---

① 和红等：《健康移民效应的实证研究——青年流动人口健康状况的变化趋势及影响因素》，《中国卫生政策研究》2018 年第 2 期。

② G. Hamilton Tod, Hagos Rama, "Race and the Healthy Immigrant Effect," *Public Policy & Aging Report*, 2021, 31（1）.

③ 齐亚强等：《我国人口流动中的健康选择机制研究》，《人口研究》2012 年第 1 期。

著优于农村留守人口，乡城流动人口患有慢性病和出现经常性身体不适的可能性也显著低于农村返乡人口。①

二　传染病

高度流动是流动人口的主要特征，而流动使得流动人口作为传染源和传播途径造成了多数传染病的传播，高度流动的人群既是传染病的主要传染源也是重要的传播途径，我国流动人口目前的疾病谱依旧以传染性疾病为主。

我国人口多且人口跨区域流动性较频繁，流动人口数量也较多，第七次全国人口普查数据结果显示我国人户分离人口为 4.93 亿人，流动人口为 3.76 亿人，其中跨省流动人口达 1.25 亿人，与 2010 年相比流动人口增长 192.5%。② 流动人口的剧增和城市化步伐的加快，使得人群流动疾病防控面临传统传染病和新型传染病防治的双重风险。《中国流动人口发展报告（2018）》数据指出 26% 的流动人口出现过至少一种传染病症状。流动人口之所以存在较大的被传染风险，一是由传染病的特征所决定。流动人口常见的传染病往往都是通过空气、血液传播，例如急性呼吸道传染病、病毒性肝炎，也有部分传染病是通过性传播途径和蚊媒传播途径传播，例如艾滋病、痢疾等。二是由流动人口的生活特征所决定。流动人口尤其是农村流动人口进入城市后，收入较低而且生活节俭，居住环境不佳及平时的饮食营养存在一定的不足，加上其工作强度较大而且工作时间不规律，往往会造成机体营养不良、免疫力下降。下面我们着重了解一下与人口流动显著相关的几种传染病。

---

① Botello Peñaloza, Hector Alberto, "Does the Paradox of Healthy Immigrants Apply in Developing Countries?" *SN Social Sciences*, 2021, 1 (8).

② 数据来源于国家统计局：http://www.stats.gov.cn/ztjc/zdtjgz/zgrkpc/dqcrk-pc/。

（1）乙肝和丙肝。经血液传播的病毒性肝炎例如乙肝和丙肝在流动人口中非常常见。其中一个原因是，农村地区实施免疫计划的步伐与城市相比速度还是较慢，农村地区乙肝疫苗的覆盖率仍较低，而流入居住地后，流动人口的子女在接种常规乙肝疫苗时也会比城市儿童存在较多的门槛。丙肝和乙肝相比，预防的任务更加艰巨，目前还没有有效的丙肝疫苗，而丙肝除了与输血等行为有关外，注射吸毒是丙肝的重要来源因素，而吸毒也是流动人口面临的社会问题之一。一项针对广东省的研究发现流动人口丙肝的患病率较高，而造成这一结果的主要因素是注射型毒品的滥用。

（2）麻疹。麻疹是由麻疹病毒引起的急性呼吸道传染病，其传染性极强，在人口密集的地区比较容易流行。但是麻疹是一种疫苗可预防的空气传播性疾病，接种疫苗对防治麻疹作用显著。对于流动人口来讲，麻疹的主要高危人群是流动儿童，所以流动儿童的麻疹疫苗接种就十分重要。我国在实施计划免疫后，麻疹的发病率已经获得了很好的控制，已经基本消灭了麻疹的大流行，但由于人口流动的增加，部分儿童存在未接种疫苗或者免疫失败的情形，这与流动儿童在流入地的医疗服务保障有关，特别是在流入地出生的儿童，由于户籍等问题可能会较晚地获取高质量的疫苗服务，加上初次免疫之后随着年龄增长，免疫力会逐渐降低，流动儿童中会发生小规模的麻疹流行。

（3）流行性感冒。流行性感冒简称流感，是一种主要通过飞沫、人与人接触、人与被污染的物体接触而引起的急性呼吸道传染病。流感的潜伏期较短，虽然其暴发和流行一般发生在冬季，但是该病在全年、全人群均可发病。人口的流动会增加流感病毒的传播，对于流动人口，流感对流动老年人和流动儿童的危害更大。如2009年的"甲型H1N1流感"，全球报告确诊死亡病例近

20万人。① 流感具有不可预见的特点，流行与否主要取决于病毒变异和人群免疫情况，人口的流动是流感病毒在人群传播的一种途径，流动人口的免疫接种是流动人口健康管理的重点之一。另外，流感在我国南方和北方的流行特点也存在一定的差异，北方有明显的冬季和春季流行高峰特点，而在南方还会出现夏季流行高峰，因此跨省流动特别是涉及南北方流动的人口存在较大的患流感风险。

（4）结核。流动人口的结核病患病率较高，卡介苗的接种率较低是患病率较高的主要原因。流动人口往往经济状况较差，特别是城乡流动人口的居住条件较差，一旦感染结核病毒，发病的概率较高，而且有研究发现流动使结核病人特别是流动人口患者不规则治疗的可能性增大，这也成为流动人口结核病控制效果趋缓的主要原因。一项针对广州肺结核患者的调查结果显示，91.41%的流动人口结核患者具有健康教育需求，流动人口肺结核患者抗结核治疗健康服务需求内容多样化。②

（5）艾滋病等性传播疾病。性传播疾病在流动人口中是较为常见的疾病，尤其是艾滋病患者的大幅增加，已成为严重的公共卫生问题。性传播疾病一般是指各种通过性接触、类似性行为及间接接触传播的疾病，统称为性传播疾病。性行为是性传播疾病的主要传播方式，多性伴侣、无套性行为、商业性行为等高危性行为会增加性传播疾病的患病概率。联合国驻华机构在对中国实现千年发展目标的评估报告中指出，针对包括流动人口在内的较难覆盖人群的性传播疾病及其他传染的相关政策法规还需完善，在流动人口中预防性传播疾病以及其他传染病的问题十分重要。

---

① 《"让中国担责？"耿爽：H1N1流感、艾滋病、金融危机，有谁找美国追责了吗？》，经济网，http://www.ceweekly.cn/2020/0420/294 352.shtml。

② 郦桂青等：《流动人口肺结核患者健康服务需求及影响因素分析》，《广州医药》2017年第4期。

未婚流动人口、与配偶异地的已婚流动人口更有可能发生多伴侣、非保护的性行为以及商业性行为。以艾滋病为例，流动人口的艾滋病患病率呈现上升的趋势，2007 年流动人口病例数占所有艾滋病患者的 12.7%，2010 年上升到 20.8%，《中国流动人口发展报告（2018）》数据显示，艾滋病等是流动人口传染病感染率最高的疾病。①

流动人口和艾滋病等性传播疾病之间并不存在显著的因果关系，一般而言流动人口性传播疾病高发只与个人行为有关，所以做好流动人口的生殖健康等相关健康教育工作可以有效地防控青年流动人口艾滋病等性传播疾病的发生。一般而言，青年流动人口在流入地的个人交往圈会更为广泛，但由于城—乡或者城—城之间的生活风俗的差异，特别是中国地大物博，南北方生活差异较大，青年流动人口对可能存在的健康风险缺乏认知，健康知识和健康行为较为欠缺，对于风险的防范意识和预防能力会因为异地的新鲜感而有所降低，因此感染艾滋病的风险更大，例如，以往文献所报告的流动人口艾滋病病例多为跨国流动或者跨省流动的农民与无业人员。②

三　生殖健康

流动人口特别是青年流动人口，往往处于最佳的生育年龄，因此生殖健康问题是流动人口健康管理的重要部分。近年来关于流动人口生殖健康相关研究逐渐增多，相关问题也引起了政府部门的重视，目前流动人口特别是城乡流动的青年流动人口对生殖健康知识不够了解，青年流动人口的生殖健康风险仍需关注。一

① 武俊青等：《流动人口艾滋病传播与流行危险因素文献分析综述》，《人口与发展》2008 年第 5 期。
② 王晖、刘鸿雁：《关于青年流动人口性与生殖健康政策的若干思考》，《人口与发展》2010 年第 3 期。

项针对三个直辖市流动人口生殖健康调查显示仅 41.76% 的青年流动人口在最近 1 年内接受过生殖健康服务[①]；另一项全国四个市区流动人口调查显示，56.1% 的女性流动人口打工以来有过一种或几种生殖道感染症状，其中仅有一半的人在发生感染后选择去医院检查。[②]

　　流动人口生殖健康风险主要包括以下几点。一是未婚流动人口的避孕服务，目前我国已经免费向公众提供避孕药具，无论是社区医院还是线上服务，都可以免费获得安全套。但流动人口特别是流动青年本人由于缺乏避孕知识，对现有的服务缺乏认识和了解，获得信息的渠道有限，再加上往往涉及隐私的问题他们更倾向于回避，因此不安全性行为和意外怀孕等相关的生殖健康风险也会增加。二是人工流产，青年流动人口工作和家庭处于两地，往往还没有生育计划，不安全性行为和意外怀孕常常导致人工流产的结局，这一现象在未婚的青年女性流动人口中尤为严重。人工流产不仅对她们的健康产生危害，流产后相关照料的缺乏，更可能会危害其生殖系统健康。例如人工流产后的女工，特别是未婚女工并不会享受相应的孕假，更不会有带薪休假，在流产后往往会正常上班，而由于多数妇女对于流产这种隐私羞于启齿，不重视流产后的休养和恢复，从而产生健康风险。跟人工流产相关的还有流动女性职工的正常福利和权益，例如部分流动人口特别是流动女性职工的孕期保健和生殖健康权益还未能得到保障。三是围生期的保健服务，研究显示流动妇女的产前保健和产后服务与户籍孕产妇女存在较大的差异，流动人口的孕产期保健服务知晓率低是主要原因。流动孕产妇女存在的问题主要是：妊

[①]　徐双飞等：《中国 3 个直辖市育龄流动人口接受生殖健康服务情况及其特征的相关分析》，《中华流行病学杂志》2018 年第 10 期。

[②]　赵更力等：《中国部分城市流动人口未婚人工流产女青年生殖健康状况分析》，《生殖医学杂志》2005 年第 5 期。

娠后初次产检的时间较晚，建册孕周较晚，甚至不建册，产检依从性不好，产检次数较少，不按照规范产检。

但有相关研究也发现，农村流动人口进入城市后，健康行为和生殖健康服务的使用方面受到城市居民的影响，也在发生积极变化。例如，与农村的同龄人相比，流动妇女掌握更多的生殖健康知识，具有较强的保健意识，而且她们对孕期保健更为关注，在医院分娩的可能性更大。近几年政府相继出台了一系列针对流动人口生殖健康的新政策，流动人口应该重视自身生殖健康权益，积极学习相关知识，了解相应政策和服务，从而改善自身生殖健康状况。

四　意外伤害

WHO 将伤害定义为：伤害是由于能量（机械能、电能、化学能、热能、电离辐射等）突然或短暂地作用于人体，超过机体的耐受能力而导致的机体损伤，包括由于突然缺乏基本介质如氧气或热量而引起的损伤。伤害包括有意伤害和意外伤害两类。意外伤害是指无意识的、意料之外的突发事件造成的人体损伤。按照保险业的常见定义，意外伤害是指外来的、突发的、非本意的、非疾病的使身体受到伤害的客观事件。

按照国际疾病分类标准第 10 版（ICD-9E 编码），意外伤害可以分为以下 14 种类别：坠落、交通伤害、碰撞伤害、切割伤害、烧伤烫伤、异物咔噎进开放部位受到的伤害、咬伤、碰击伤、挤压伤、砸伤、爆炸伤、中毒、触电、环境或自然因素造成的伤害。意外伤害的特点在于外来的、突发的、非本意的，死亡率较高，后遗症较多，造成的损失较大。

2007 年原卫生部发布的中国伤害预防报告显示，中国每年各类伤害发生约 2 亿人次，因伤害死亡的人数达到 70 万 ~ 75 万人，每年发生各类需要就医的伤害约为 6200 万人次，占全年居民患

病需要就诊总人次数的 4%。① 有关数据显示，我国伤害死亡自
20 世纪 50 年代以来在死因构成中居第九位，到了 70 年代上升至
第七位，截至 2007 年更是飙升至第四位，其中因车祸死亡成为
我国男性和城市居民意外伤害死亡的首位原因。② 同时意外伤害
死亡也是儿童死亡的首位原因，我国每年约有 20 万 0~14 岁儿童
死于溺水、交通事故等意外伤害，占儿童死亡总数的 26.1%。③
20 世纪 80 年代以来，随着城镇化、工业化、市场化、国际化进
程的加快，中国市场经济的发展与人口流迁制度的改革促成了大
规模持续的经济型人口流动。然而，由于外来务工人员文化程度
较低、生活条件差、工作强度高、自我保护意识不强，其已经成
为遭受意外伤害的高危人群。灾害事故和其他原因导致的意外伤
害是一种多发的、死亡率和致残率很高的事件。相比常住居民，
意外伤害对于外来流动人口而言威胁更大。对于 15~44 岁的外来
流动人口来说，每 4 例外来人口死亡中就有 1 人死于意外伤害，
意外伤害已成为他们的首位死因。

　　充分运用保险机制，能够解除流动人口的后顾之忧。在为流
动人口提供各类保险保障的同时，保险业发挥其在加强社会建
设、创新社会管理中的功能，还可以辅助地方政府加强流动人口
的服务管理，保险业以第三方管理者身份介入流动人口风险管
理，发挥专业优势，可以为流动人口提供安全意识教育、健康管
理咨询、灾害事故应急等服务。而政府借助商业保险工具，把一
些具体管理事务交给保险公司，通过市场化机制加强流动人口管
理，不仅有效减轻政府管理压力，还提高了政府的服务效率。

---

① 《卫生部公布我国伤害预防报告：每年约发生 2 亿人次》，中国政府网，
https：//www.gov.cn/gzdt/2007-08/10/content_712304.htm。
② 宁佩珊等：《1990—2010 年中国人群伤害死亡率变化分析》，《中华流行病学
杂志》2015 年第 12 期。
③ 《每年 20 万儿童死于意外伤害 中国孩子亟需补上急救课》，人民网，http：//
health.people.com.cn/n1/2016/0919/c404177-28724680.html。

五　职业风险

当前，中国已成为全球制造业第一大国，进入了工业化中期的后半段，从世界发达国家发展历程来看，职业健康问题是所有进入这一阶段国家面临的共同难题，因此我国职业人群仍然面临职业健康威胁。由于职业健康检查覆盖率低和用工制度不完善，我国职业人群实际发病人数要远高于报告病例数，流动人口成为职业病影响的主要人群。

2018年国家卫生健康委在七省市开展了流动人口职业健康专项调查，数据显示：第一，流动人口平均每周工作时长为52.25小时，高于40小时的法定标准，存在工作超时过劳情况；第二，有17.51%的被访者在工作中至少面临一项职业病危害，其中，"过量负重或长时间蹲、立位作业"是最为普遍的一种，其次是粉尘类和物理类职业健康危害，化学类和放射性物质类职业健康危害发生的比例相对较低；第三，在职业健康防护措施方面，针对化学类、粉尘类和物理类职业健康危害的防护措施相对比较完善，针对"过量负重或长时间蹲、立位作业"、针对放射性物质类职业健康的防护措施覆盖率相对较低；第四，从各类职业健康的防护措施来看，简单的防护例如戴口罩、手套比例比较高，专业的防护如穿戴工作服、防护眼镜等比例较低。①

针对流动人口职业健康问题，国家先后出台了《国务院关于进一步做好为农民工服务工作的意见》《关于加强农民工尘肺病防治工作的意见》《"健康中国2030"规划纲要》等一系列政策文件，流动人口职业健康管理得到有力加强。2019年7月，国家卫生健康委等10部门联合制定了《尘肺病防治攻坚行动方案》，重点解决尘肺病等职业病防治问题。流动人口职业健康专项调查

---

① 数据来源于中国流动人口网，http://www.ldrk.org.cn。

结果表明，当前流动人口职业健康服务与管理工作还存在可改进空间。首先，政府相关职能仍需进一步调整，以增强责任意识、完善职业病申报系统、更新相关业务知识、增加项目经费和人员支持、提高地方卫生健康部门职业健康监管能力。其次，一些企业，尤其是中小企业职业病防治还存在政策执行不到位、责任意识缺失等问题。最后，流动人口职业病鉴定维权也存在一定困难，流动人口职业健康素养有待提升。

第二节　心理健康

有研究发现相较于本地居民，流动人口在流入地的社会关系往往呈现社会网络规模小、紧密度高、同质性强，缺少和本地居民互动等特点。因此，流动人口相较于本地居民有着更差的心理健康状态，并面临更多的心理健康风险。前文讲述到全球范围的流行病学调查显示，流动人口相较于非流动人口精神分裂症的患病风险增加 1.7 倍，子代精神分裂症的患病风险增加 3.5 倍；心境障碍的患病风险提高 36%，其中抑郁障碍的患病率约为 15.6%，产后抑郁的患病率约为 12%；创伤后应激障碍的患病率约为 9%。[1] 社会融合与社会排斥也对流动人口的精神心理健康造成不利影响，在这种情况下，流动人口面对压力事件时更易出现焦虑、抑郁问题。

2017 年世界精神卫生日，我国专门开展了全国范围的"关注流动人口心理健康"活动。该活动围绕流动人口健康教育、国家公共卫生计生服务政策等对居民进行宣传，以提高居民对国家基

---

[1]　Wen Chen et al., "The Disparity in Mental Health Between Two Generations of Internal Migrants (IMs) in China: Evidence from A Nationwide Cross-Sectional Study," *International Journal of Environmental Research and Public Health*, 2019, 16 (14).

本公共卫生计生服务等政策的知晓度，营造全社会关注关心流动人口健康的氛围，促进流动人口融入城镇生活。不仅如此，各地政府部门和相关机构也在逐步建立完善的精神卫生服务体系，制定并颁布相关政策并给出指导建议，设立专门针对流动人口和相关人员的心理健康服务机构，提供心理问题应对指导并开展有针对性的干预措施，以促进流动人口及相关人员心理健康水平的提升。而用人单位方面则更注重人文关怀，减少对流动人口的制度排斥，激发流动人口的工作潜力，提高流动人口的归属感和价值感，以促进流动人口更好地被社会接纳。

一 青年流动人口心理健康

（一）抑郁

抑郁症是一种具有高患病率、高复发率、高致残率及高自杀率特点的严重精神疾病，在世界致残病因中排第 4 位。抑郁的临床症状主要表现为情绪低落和现实过得不开心，从一开始的闷闷不乐到最后的悲痛欲绝，自卑、痛苦、悲观、厌世，感觉活着的每一天都是在折磨自己，消极，逃避，最后甚至更有自杀倾向和行为，且患者常患有躯体化症状如胸闷，气短。抑郁症每次发作，持续至少 2 周以上，大多数病例有复发的倾向。

流动人口一般都处在城市生活的边缘性地位，存在对城市文化的适应问题，而且流动人口还面临沉重的家庭责任和工作压力，以及生活单调、与家人分离、劳动报酬不合理、工资拖欠，以及城市中部分人的歧视等因素，难免产生焦虑、抑郁等心理问题。农村流动人口文化水平不高、缺乏专业劳动技能，在城市中往往从事工资水平低、工作时间长、职业危险因素较高的工作，加之生活条件差、缺乏健康知识和技能，致使该人群成为抑郁症的高风险人群。有研究表明流动人口抑郁症状检出率显著高于户籍人口，影响流动人口抑郁的主要因素是社会因素和负性生活事件。

新生代流动人口的抑郁患病率要更高，这与新生代流动人口的特征有关。新生代流动人口往往受教育程度高、接受新事物的能力强、有较远的人生职业规划和较强的维权意识。进城不再以追求经济目的为主，他们更多的是出来学技术、见世面、历练自己来逐渐融入城市。他们以积极主动的心态适应城市社区，并期待能在城市中站稳脚跟，安家落户。但城乡二元结构和长期城乡分离的后遗症仍在发挥作用，影响着新生代流动人口的城市融合，使他们处于游离于城乡体系之外的尴尬情境中。由于文化背景的差异以及世俗的偏见，异地从业的青年流动人口往往难以融入到城市社会的主流文化中，他们都不同程度地存在"边缘人"的身份认同危机。正是这种身份认同危机，让他们感受到更多的孤立、歧视或敌对，若走不出自我封闭的狭小空间，就可能会导致抑郁倾向。

青年流动人口中孕妇抑郁和产后抑郁同样高发，因此流动妇女的产期焦虑和产后抑郁同样需要关注，有研究显示孕妇高龄、农村户籍、孕晚期、初产妇、自费医疗、不规律产检、产检结果异常是流动孕妇产生焦虑和抑郁的危险因素，家庭生活不满意也是流动孕妇产生焦虑的危险因素，流动人口孕妇焦虑和抑郁需有针对性的心理健康干预。

（二）自杀

自杀是指个体在长期而复杂的心理活动作用下，蓄意或自愿采取各种手段来结束自己生命的危险行为。自杀是一种复杂的社会现象，自杀情绪是具有传染性的。当负面事件不断地削弱一个人生存的能力、信心时，自杀倾向就明显增强。

目前针对流动人口自杀的研究不多，但研究对象较为集中，多为年轻女性流动人口。一项针对年轻女性流动人口的研究显示，女性流动人口中有自杀意图和自杀尝试的占 10.9% 和 2.3%。[①] 一项以上海外来女工为对象的研究发现负性情绪和心理问题都是外来务工人员群体自杀意念产生的危险因素。外来女工受制度因素、个人因素、环境及职业有害因素等限制，生殖健康状态较差，容易发生非意愿妊娠、反复人工流产和生殖系统疾病。多项研究证实，人工流产与随后精神障碍和自杀行为的风险增加有关。外来女工普遍存在焦虑、抑郁、孤独、敌对、人际关系敏感等心理问题，未婚女工的心理状态明显差于已婚女工。危险行为、心理健康问题、社会支持缺乏、生殖健康危险行为等都是影响外来未婚女工群体自杀意念发生的重要因素，特别是心理健康问题和社会支持的缺乏。应提高其生殖健康水平，促进其与本地居民的融合，以减少心理健康问题，并应建立全面的自杀预防干预体系。另外一个需要关注的群体是青少年流动人口，目前青少年自杀率逐步升高，应该关注留守儿童和流动青少年的心理健康问题，让其树立健康的人生观和价值观。

二　老年流动人口心理健康

中国人口迁移流动已经进入以家庭化迁移为主要特征的阶段。因此在这样的情况下，老年流动人口的数量在不断地增加。老人的迁移流动原因与年轻人不同，他们对于卫生服务、健康的需求也不同。照顾晚辈、养老与就业构成老人流动的三大原因，他们为支持儿女事业、照料孙辈，"候鸟式"离家漂至陌生城市。他们在异地他乡面临着社会服务保障落实难、文化差异甚至语言不通等问题。

老年流动人口跨省流动普遍，大多来自农村，受教育程度越

---

① 林丹华等：《年轻女性流动人口高危行为及其影响因素分析》，《中国临床心理学杂志》2010 年第 2 期。

高的老人流动距离越远。虽然六成以上的老年流动人口与配偶同行，但是不同地区、省份之间生活方式差异巨大，加之老年人相对来说接受能力较弱，在习俗、饮食、语言等多方面都可能存在障碍，使得老年流动人口难以与当地居民深度融合，且难以建立长期稳定的人际关系，加剧了自身的孤独感。此外，只有少数的老年流动人口主要依靠养老金及储蓄等维系生活，近半数老年流动人口依赖子女供养维系生活。这也使得家庭矛盾频发，许多老年流动人口在代际关系重心下移的过程中，地位逐渐弱化、丧失"话语权"，由此造成心理落差，最终导致家庭内代际矛盾频发。有些老人虽然为家庭、为晚辈付出了很多，但老人们还是处处担心自己做得不够好，担心自己的体力、精力不济，没有帮上忙，反倒成了孩子们的负担。两代人在思想、价值观念、行为方式、生活态度等方面发生碰撞，买菜做饭的习惯不相符合，养育孙辈的理念不一致，与邻里相处的分寸也难以把握，老人会慢慢感觉到悲凉，本想给子女出谋划策替他们减轻负担，到头来自己却变得"什么都不是"，被子女嫌弃，以至于一些老人第二次"离家出走"。

最为重要的是，老年流动人口健康风险突出，但对他们来说最为重要的社会保障依然较弱，以医疗保障为例，尽管近九成老年流动人口参加了各种形式的医疗保险，但92.9%老年流动人口均是在户籍地参保。[1] 目前，全国共有27个省份建立了省内异地就医结算平台，其中有22个省份基本实现了省内异地就医直接结算[2]；一些地方通过点对点联网结算、委托协作等方式，进行了跨省异地就医的探索，但绝大多数地区仍然没有解

---

[1] 沈燕、刘厚莲：《健康服务对流动老年人口居留意愿的影响》，《人口与发展》2022年第2期。

[2] 《更方便了，27省份门诊可异地结算》，腾讯网，https://new.qq.com/rain/a/20210427A05V9M00。

决该问题，随着流动人口中老年人的增加，这个问题变得更加突出。但是，老年群体并不是静止的，改革开放以来，随着快速的现代化、工业化和城镇化进程，人口流动不断加剧，中国的家庭结构发生深刻变迁，家庭规模小型化、代际结构简单化、关系松散化以及居住离散化的趋势日趋明显。随着年轻人群相继步入老年，老年人内部始终处于动态"换血"之中，"新一代"老年流动人口与"老一代"老年流动人口在方方面面都存在差异，针对老年流动人口文化水平低、思想落后保守、身体素质较差、经济状况窘迫的观念，也会随着时间的推移逐渐发生改变。

（一）焦虑和抑郁

落叶归根是中国人的传统观念，但老年流动人口往往都在老年时期背井离乡，离开了原本所拥有的社会网络，且老年流动人口以农村向城市流动为主，农村老年人适应能力相对较弱，城乡间文化、饮食、语言等多方面因素都可能成为其建立新的社交网络的障碍，老年流动人口难以与当地居民深度融合，缺少朋友、孤独、不适应流入地生活是老年人流动人口的普遍生活状态。

精神疾病的发生，与人际关系的支持程度有非常大的联系。一位离开家乡的老人面对陌生的新生活，缺少人际支持，生活中没有交往的对象，无人倾诉。这对于老人的精神健康会产生非常负面的影响。甚至他们觉得自己被抛弃了，已经回不去老家了，感觉自己成了多余的人。老年流动人口离开自己熟悉的环境来到陌生的城市，身份、心理认知的不同阻碍其产生社交行为，可能会出现精神抑郁等问题。此前就有数据显示，在患抑郁症的老年群体中，老年流动人口，尤其是随迁老人居多。

（二）　自杀

2014 年世界卫生组织发布的《预防自杀：一项全球要务》报告显示，中国老人的自杀率是世界平均水平的 4~5 倍。与其他地方不同的是，中国老人的自杀事件并非由于精神疾病或药物滥用，而是因为消极的生活事件，如空巢、疾病、配偶死亡、长期压力、经济问题、家人分离等，一些老人在老无所依或不愿拖累子女的困境中，会选择自杀结束自己的一生。

中国流行病学研究者通常将久病厌世和家庭纠纷视为两个最重要的老人自杀诱因，但其实这两个表面原因离不开老人当下所处的社会现实。老年人的孤独，往往在于年华老去、无人倾听、无人陪伴。人们步入老年后，家庭陪伴至关重要。政府应着力构建孝老、亲老的文化氛围，鼓励家庭成员给予老年流动人口更多的关心与照顾，尤其是在老年流动人口患病或受伤的特殊时期，家庭成员更应提供必要的情感慰藉。对于焦虑抑郁等早期的心理问题，及时进行干预和处理尤为重要。社会应丰富老年人公共服务供给，鼓励家人亲情陪伴，方可实现老年流动人口心理健康的目标，避免自杀这种悲剧的发生。

三　流动儿童心理健康

流动儿童的心理健康问题主要集中在品行障碍、情绪情感、问题行为和社会适应四个方面。第一，在品行方面，流动儿童由于文化地域差异冲突导致道德心理问题十分明显：一是流动儿童道德观念的混乱，二是对流动儿童道德约束力的弱化，主要表现为流动儿童存在道德认知模糊，对社会共同理想和主流价值缺乏认同。第二，在情绪方面，流动儿童在性格上表现为任性、冷漠、内向、孤独、自卑；国务院妇女儿童工作委员会办公室通过歧视对流动儿童情绪影响的研究，发现歧视使流动儿童不敢与人交往、不自信，有更多的退缩行为；受歧视的儿童往往会对周围的人甚至社会产生敌意。第三，流动儿童问题行为突出，很容易受到一些不良文化环境的影响，在外化行为方面会出现如小偷小摸、撒谎、抽烟、酗酒、抢劫等问题行为；随着越来越多的流动儿童进入青春期，他们出现越轨行为，甚至犯罪的风险就越高。第四，在社会适应方面，流动儿童社会适应不良问题较突出，他们需要适应新环境，完成从"农村人"向"城市人"的转变。

造成流动儿童心理健康问题的重要因素之一是身份认同和环境歧视。流动儿童在身份认同上出现了双重性和模糊性。流动儿童社会身份认同处于身份探索、身份评估、身份适应中。很多流动儿童身上既有对城市的认同，也有对农村的认同，基本游离于两者之间，双重身份存在的矛盾会造成其心理上对自我认同的障碍，这种障碍是加重流动儿童对歧视感知的原因。很多流动儿童在学校中都有过被歧视的经历，认为城里人歧视他们，不接纳自己，其中来自同伴的歧视感受最强烈。这种歧视知觉的存在对流动儿童的心理健康水平有显著的直接影响，在人际关系上表现为情绪对立，使他们处于不平等的弱势方位置，没有办法归属于群体之中，导致同伴合作感差和人际孤独。歧视感的长期存在，也会使流动儿童出现自尊焦虑和消极应对等问题。

除此之外，流动儿童的抑郁和焦虑问题同样不容忽视。在青少年时期，抑郁和焦虑是常见的和反复出现的负面情绪。由于流行病学研究中采用了不同的方法和不同的亚群，因此，我们很难获得比较准确的数字。据估计，青少年抑郁症的患病率约为17%，焦虑倾向的患病率约为32%。自杀是中国儿童和青少年死亡的一个重要原因。[1] 心理健康问题的决定因素是多方面的。一

---

① 数据来源于《2022国民抑郁症蓝皮书》。

个经常被提及的因素是竞争非常激烈的学习环境，一方面包括以说教式的教学方法和应试性的评价体系为基础的教育体系，另一方面是与父母期望有关的压力。流动儿童由于处于特殊的教育环境中，有着较大的学业负担，如果父母给予的压力较大，他们就很容易转变为焦虑情绪从而产生抑郁症状。还有一个更重要的因素是家庭分离，尤其是与父母分离的流动儿童和留守儿童。多项研究认为，流动儿童和留守儿童更容易出现一系列心理健康障碍。同时，欺凌也是导致精神疾病的另一个因素。社交媒体的快速发展也可能影响到儿童的健康，网络欺凌比传统欺凌危害更大。

第三节　社会融合

流动人口的社会融合是与人口城市化相伴相生的问题，是我国人口与社会发展的大趋势。流动人口的新常态是"流动人口不流动"，其稳定性增强，表现在举家流动的比例上升、在流入地居留时间延长、新生代流动人口融入城市社会的愿望更加迫切等。

一　流动人口社会融合的含义

在西方研究国际移民的文献中，外来人口的社会融合被看作一个多元文化背景下逐步发展的过程。流动人口的社会融合问题本质上是社会经济发展到一定阶段，由于地区（城乡）经济发展不平衡而产生的社会问题，因此，关于社会融合的研究最早兴起于经济相对发达的欧美国家。19世纪90年代，芝加哥学派代表人物帕克基于对从欧洲来到美国的新移民的研究，开创了流动人口社会融合研究的先河。有学者将其观点概括为"同化论"和"多元文化论"。"同化论"认为跨境移民在接受国一般要经历定居、适应和同化三个阶段，对移民来说，需要学习、适应、接受所在地的生活方式和文化价值观念，抛弃原有的社会文化传统和习惯，进而才能实现同化和融合。而"多元文化论"认为，移民将其不同文化背景、不同社会经历和价值观念融合一起，重新塑造适合现居地的生活方式和文化价值观念。

国内学者借鉴欧美社会融合理论并结合中国实际，对流动人口社会融合的概念界定经历了一个由静态单一到动态多维度的变化过程。一种观点认为，流动人口社会融合是一个多维度、渐进式、动态及互动的过程，融合轨迹应遵循经济整合、文化接纳、行为适应、身份认同的先后顺序。也有学者将流动人口整体融合概括为"四维度"指标，包括经济融合、社会融合、政治融合和文化融合。此外，有学者重构了整体社会融合的测度指标，包括经济融合、社会适应、文化适应、结构融合及身份认同五个维度，并认为其实现的先后顺序体现了流动人口适应—融合—融入的社会融合动态过程。习近平总书记的一系列重要讲话中对流动人口社会融合理论和实践中的重大问题都做了明确回答，要使"劳者有其得"，促进经济融合；要使"工者有其居"，促进社区融合；要使"力者有其乐"，促进心理文化融合。

社会融合是相对于社会排斥和社会隔离而言的，造成社会隔离的原因有制度、政策、文化、社会网络、个体适应能力等诸多因素，户籍制度及与之相关的教育、卫生、社会福利和社会保障体制，将流动人口排斥在城市体系之外，流动人口不具有市民身份。城市外来人口的社会融合程度取决于几种不同力量的消长变化和制衡。一方面，客观上存在社会排斥和社会接纳两种不同方向、不同性质的力量，社会排斥包括制度排斥、文化排斥和职业排斥，社会接纳的是流动人口的"劳动能力"，社会排斥的是流动人口的"国民待遇"。这种针对流动人口分裂的社会态度说明了城市社会对人口的选择性和政策的功利性。对于有国民待遇诉求的外来人口来说，到达社会融合的终点需要一次次突破社会排斥所设置的诸多融合障碍。另一方面，主观上城市流动人口和新移民有社会融合与社会适应的努力，社会适应是社会融合的产物，同时为社会融合提供推动力。对外来的经济活动人口来说，社会融合要经过四个阶段的突破才能逐步接近社会融合的目标。

首先是就业—职业的融合。就业是安身立命之本。要在陌生的城市社会立足，首先需要有报酬的职业，谋取一份收入的保障，以奠定第二步社会融合的条件和基础。

其次是生活—习惯的融合。一般我们可以假定城市移民的行为是理性的，进入城市是为了谋求更好的生活，所以生活在一个陌生的城市是否习惯和适应无疑是社会融合的重要方面。

再次是文化—心理的融合。在文化层面上，能否接受城市社会的文化规范和涵化，拉近自己和城市社会的心理距离，产生类似第二故乡的亲切感、归属感和认同感，同时淡化漂泊感、陌生感和无望感是考量流动人口社会融合程度的重要维度。

最后是制度—身份的融合。在制度层面上，我国流动人口的社会融合面临重重障碍，产生了颇具特色的"半城市化"现象。从流动人口到移民人口的身份变化说明了流动人口社会融合的方向就是市民化。但市民化又有两种：一种是身份的市民化，涉及户籍制度；另一种是待遇的市民化，涉及权益保障。

当然，也有学者对社会融合的维度进行了较为简单的概括。根据戈登的划分，流动人口的社会融合一般会存在结构性和文化性两个维度，结构性是指流动人口在进入流入地后，在组织和社会层面的参与程度，例如流动人口在流入地是否有社会保障，是否可以参加工会等；文化性维度是指流动人口自身的认同感，即流动人口认为自己已经成为流入地的一份子，流动人口认可流入地的生活风俗并且可以很好地与流入地的生活接轨，例如找到工作，加入社区娱乐活动等。杨格-塔斯后续又提出了一个新的维度，除社会文化融合外，其还提出了政治合法性融合。虽然不同理论学说对社会融合维度的划分方法存在差异，但大多包含社会关系、经济、文化和心理认同等多个维度。流动人口进入流入地，首先面临的往往是经济融合问题，随着流动人口逐渐适应流入地生活，社会维度融合也逐步完成；最后流动人口适应流入地文化，形成和流入地居民相类似的价值观，最终完成心理和文化维度融合。与西方不同的是，中国流动人口的社会融合问题还要考虑户籍，户籍不仅影响流动人口的就业、住房和社会保障等因素，而且也是流动人口文化融合的影响因素，社会排斥的主要分歧也往往是户籍问题所引起的。

社会融合是一个互动式、渐进式、多维度的过程，是群体和群体之间、不同个体与不同个体之间以及文化之间的相互融合、适应的动态过程。人口的社会融合关乎个人成长和社会和谐稳定。不同的发展路径和经济政策意味着不同的社会融合阻碍因素。制度排斥、经济排斥是影响流动人口社会融合的主要因素，农村的流动人口一定程度上在工作经验、劳动技能等方面有所不足，这使得他们难以进入拥有较高劳动报酬的高级劳动力市场。在流动人口的社会融合过程中，政府应对流动人口社会保障和公共服务负责。

二　流动人口社会融合的理论

流动人口社会融合的多维性是判断流动人口融合状况的前提，是确定流动人口融合路径的基础。下面简单介绍五种常见的流动人口社会融合理论。

（1）城乡二元论。数据显示，超过八成的流动人口属于城乡流动，城乡二元结构是流动人口社会融合问题的根源，我国户籍制度将人口划分为农村居民和非农居民（主要指城镇居民），城镇居民享受当地福利政策，而农村居民则被排斥在保障之外。这一制度导致了大多数的农村流动人口，即便在城市工作多年，但依然保留"外地人"身份，难以真正融入当地，享受当地居民的福利保障。

（2）再社会化理论。再社会化指原来的社会状态发生变化，原有的知识、技能、生活方式不再适用，需要重新认识社会状态和学习新的行为规范等适应新社会的过程。对流动人口而言，他们在老家完成的社会化成果往往难以适应流入地，需要重新学习，经历再社会化改造，才能缩小与当地居民在文化、价值观和行为规范等方面的差距。一般而言，当地人是主导饮食、语言、文化、行为习惯的局内人，而流动人口是被动接受当地文化习惯的局外人，因此，流动人口需要通过再社会化过程逐渐成为局内人，再社会化的成败直接决定了流动人口的社会融合状况。

（3）污名化标签。流动人口容易受到歧视，部分当地人具有排外特征，通常给外地人冠上"乡里人""低素质群体""高犯罪人群"等污名，部分当地人会将流动人口看作"另类"。在各种社会交往和文化活动中，流动人口经常会被排斥在外。污名化的标签无疑将加大流动人口融入当地的难度，也会导致流动人口越来越边缘化，走上一条"逆市民化"或"与市隔绝"的道路。

（4）资本差异。社会学理论将资本划分为经济资本、社会资本和文化资本。对于流动人口而言，他们的工资收入相对较低，收入来源较为单一，文化程度较低，很难建立高水平的社交网络，这些资源的贫乏将导致流动人口难以真正融入当地，因为资本的差异，将进一步增强"圈子文化"两极分化，将流动人口的资本水平固化在低水平层次。

（5）漂流理论。一般而言，流动人口大多属于漂流群体，在相对发达的地区打工挣钱，晚年回到家乡生活。相对而言，流动人口在流入地属于底层群体，但回到家乡可能是"精英"群体。在这种地位的反差下，其自尊和社会认同感在家乡更容易实现，因此，在一定程度上，身份差距挫伤了流动人口融入当地的信心，促使其更倾向回到家乡。上述理论分析了流动人口融入社会的问题，反映了流动人口在生活、经济、身份、心理等多维度融入社会存在的困难。

三　流动人口社会融合的路径

解决流动人口的社会融合问题，一是应帮助新生代流动人口提高受教育水平与拓宽就业范围。政府部门应积极协调其他部门，帮助新生代流动人口进行技能提升，拉近流动人口尤其是农业户口流动人口与融合地的距离。同时为其匹配合适的就业单位，集中组织实施劳务输出。二是应引导原住地居民树立理性态度，消除对流动人口的歧视。流动人口在社会经济发展中发挥着巨大推动作用，为城市发展注入活力。政府应发挥带头作用，宣传流动人口对城市的贡献，为流动人口和当地居民的交流营造和谐的社会环境。三是新生代流动人口自身应扩大社交范围，增强社会适应感。流动人口首先应在内心上消除与当地居民的隔阂，参加各种当地活动展现自我，结交更多朋友，提高自身的社会融合能力。要向当地居民虚心学习，看到他们好的一面，加深对当地居民的了解，从而增强城市归属感，以更好地融入社会。

流动人口是经济社会发展的重要推动力量，为城市建设和发展做出了积极贡献。进入新时代，流动人口对基本公共服务的需求及质量要求越来越高，其融入城市社会的愿望越来越强烈。大量流动人口进入城市，面临很多现实问题。由于城乡文化差异、生活方式差异等，他们难以很好地融入城市。如何促使如此大规模的流动人口在城市获得均等的发展机会，享受均等化的基本公共服务，全面参与城市政治、经济、社会和文化生活，最终融入城市社会已成为摆在各级政府面前的重大课题。因此，要增强流动人口融合意识，共享城市建设发展成果。

党的十八大以来，以习近平同志为核心的党中央高度重视流动人口社会融合问题。党的十八大报告明确指出"加快改革户籍制度，有序推进农业转移人口市民化，努力实现城镇基本公共服务常住人口全覆盖"。① 党的十八届三中全会通过的《中共中央关于深化改革若干重大问题的决定》明确指出"推进农业转移人口市民化，逐步把符合条件的农业转移人口转为城镇居民"。② 党的十八届五中全会通过的《中共中央关于制定国民经济和社会发展第十三个五年规划的建议》明确提出"推进以人为核心的新型城镇化。深化户籍制度改革，促进有能力在城镇稳定就业和生活的农业转移人口举家进城落户，并与城镇居民有同等权利和义务。实施居住证制度，努力实现基本公共服务常住人口全覆盖。健全财政转移支付同农业转移人口市民化挂钩机制，建立城镇建设用地增加规模同吸纳农业转移人口落户数量挂钩机制"。③ 流动人口中的绝大部分是农业转移人口。因此，解决农业转移人口市民化问题，实际上也就是解决流动人口社会融合问题。

未来，超大城市仍需通过制度、政策和服务管理体制机制的创新，扫除流动人口融入城市的障碍。帮助外来流动人口更好地融入城市社会，共享城市建设发展成果，提高流动人口的安全感和归属感。让外来流动人口共享城市建设发展成果，关键是要实现好公共服务的共享，凝聚民心、汇聚力量。一方面，应建立并完善相关人口信息数据库，加强区域之间的信息共享，为流动人口办理相关事项和获取公共服务提供便利；另一方面，应为外来流动人员"赋能"，提升其的就业质量，让其平等地享有发展机会。

---

① 《十八大以来重要文献选编》（上），中央文献出版社，2014，第18页。
② 《十八大以来重要文献选编》（上），中央文献出版社，2014，第525页。
③ 《十八大以来重要文献选编》（中），中央文献出版社，2016，第801页。

第七章　中国流动人口的健康
教育与健康促进

20 世纪 70 年代以来，随着健康运动的开展，健康教育在全球迅速发展，特别是近 20 年来，健康教育与健康促进在全球卫生战略和"健康中国"战略中都占据着极为重要的地位。2019 年 7 月 9 日，国务院成立健康中国行动推进委员会，负责统筹推进《健康中国行动（2019—2030 年）》的组织实施、监测和考核相关工作。该行动旨在建立健全健康教育体系，促进以治病为中心向以健康为中心转变，提高人民健康水平。流动人口作为卫生健康管控和治理的重点人群，针对其的健康教育和健康促进自然是健康行动的重点。本章我们一起了解健康教育与健康促进的内涵和理论，回顾中国流动人口健康教育与健康促进的重点与策略，这对我们理解流动人口健康教育与健康促进大有帮助。

第一节　健康教育与健康促进的基本概念

一　健康教育（Health Education）

健康教育是指通过健康信息传播和健康行为干预，帮助个人或者人群（目标群体）掌握卫生健康知识、树立健康的观念、建立健康的信念，自愿开展有利于健康的行为和生活方式的教育活动过程。其目的是减弱或消除健康危险因素的负面影响，预防疾病，提高目标群体的生命质量。简单理解，就是教育个人改善健康水平的方法。

健康教育的本质是有计划、有组织、有目的、有评估地开展健康宣教的过程，其重点在于通过健康宣教的过程促进目标群体改变有害的行为和生活方式，从而改善健康结果。行为的改变建立在知识和信念的改变上，即需要使目标群体掌握健康知识，提高健康认知水平和技能，追求健康的生活理念，从而主动改变行为，建立健康行为和生活方式。

现有健康教育的实践研究证明健康教育目标的实现是一个较为漫长的过程，行为的改变是长期且复杂的，生活行为习惯不仅受到主观因素的影响，也会受到个体特征、家庭环境等影响，要抛弃不良生活习惯，建立健康生活行为必须依赖于支持性的健康政策、环境等相关因素。在这种背景下，健康促进快速发展起来。

二　健康促进（Health Promotion）

世界卫生组织关于健康促进的概念是较为成熟的，其认为："健康促进是促进人们维护和提高他们自身健康的过程，是协调人类与他们环境之间的战略，规定个人和社会对健康各自所负的责任。"

1985 年首届国际健康促进大会通过的《渥太华宣言》提出健康促进是促使人们提高、维护和改善他们自身健康状况的过程，其中有四个领域应当引起重视。一是建立促进健康的公共政策，健康促进的实施不能仅仅依靠卫生健康部门的力量，还需要各部门决策者共议健康主题，将对健康的影响作为各项政策实施的测量指标之一，从而在大环境中实现健康促进的政策支持。二是创造健康支持环境，现有理论和证据都证明环境因素是影响人们健康的重要因素，无论是家庭环境、社会环境还是自然环境，都会对人群健康产生深刻影响，系统评估环境变化对人群健康的影响，为人群创造健康友好环境，是健康促进的重要一环。三是增强社区能力，政策需要具体单位实施，社区是解决个人健康需求的最佳单元，加强社区健康机能建设，建立个人与环境、政策之间连接的桥梁。四是发展个人技能，个人健康水平的提高是健康促进的终极目标，在政策、环境和社区为个人健康服务的同时，个人也应当学习健康知识、树立健康信念、建立健康行为和生活方式，具备应对各种健康问题的技能，具备应对突发健康问题的能力。

健康促进不仅关注个体和群体之间的互动，更关注环境与人之间的联系。健康和自然的融合是实现健康促进的基础，人和环境的平衡发展是健康促进的重点内容，健康促进追求人的内在统一和外在统一，以提升个体和群体的生命质量。

三　健康教育与健康促进的区别与联系

很多读者认为健康教育与健康促进是一回事，两者也常常被一同提及，但实际上，二者既有内在联系，也有区别。健康教育可以说是健康促进的"先行者"，是实现健康促进的基础。健康教育往往有着明确的目标个体或者人群，以提高人们的健康素养，纠正不健康生活方式和行为为目的，健康促进是为健康教育的实现去调动各个环节，减少健康社会决定因素的负面影响，创造一个健康教育的良好氛围。健康促进是健康教育的扩充和推广，因此其不仅指对个体或人群健康知识和技能的教育活动，还包括对那些会直接或间接影响人的健康的社会因素、环境因素、经济因素的调节，需要调动教育、政治、社会和经济等广泛力量。

第二节　健康教育与健康促进的相关理论

健康教育和健康促进的终极目标都是个人或群体健康的实现，其都重点关注行为的改变，健康的改善一大半取决于健康行为和健康的生活方式，但是行为是一种固化形式的复杂活动，生活方式更是会受到多种影响因素的干扰，所以行为和生活方式的改变是一个复杂且艰难的过程，说起来容易做起来难。因此，我们应利用健康相关行为改变理论，找到科学的可以改变行为的潜在途径，从而指导个人或群体健康行为的产生，对其生活方式产生有效的干预。本节将介绍三个成熟且常用的行为变化理论，帮助读者了解一定的理论模式，更好地理解流动人口健康教育与健康促进的方式。

一　基本理论

（一）"知信行"模型（KAP）

"知信行"模型是健康教育较为常用的理论模型，顾名思义，"知"即指知识（Knowledge）、"信"是指信念（Belief），也有学者解释为态度（Attitude），"行"则是指行为（Practice）。知信行模型认为健康行为的产生取决于建立健康的信念，而健康信念的树立取决于掌握健康的知识，掌握健康信息和知识是树立积极、正确健康信念和态度的前提，健康观念是改变行为的关键（见图 7-1）。

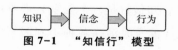

图 7-1　"知信行"模型

举个简单的例子，熬夜是健康的危险因素，是常见的危害健康的生活方式。要改变熬夜的生活方式，使个体养成按时睡觉的习惯，首先得让熬夜者了解熬夜的危害、按时睡眠有哪些好处，以及何时是最佳入眠时间，这是改变熬夜习惯的基础。当熬夜者具备了基本知识，才会形成熬夜危害健康的信念，产生戒掉熬夜陋习的态度，这样才有可能转化为行为，改变熬夜的生活方式。

　　具备了知识，就一定会改变行为吗？答案是否定的，知识转变为行为是一个漫长的过程，吸烟有害健康已经是常识，但是吸烟的人仍旧比比皆是。很多因素会影响知识到行为的转变过程，多种因素都可能导致这一过程的失败。除此之外，行为和观念之间还存在双向因果的关系，例如吸烟的人所掌握的戒烟知识不一定比不吸烟的人少，这是由于吸烟行为本身就是个体成长过程中多种因素作用的一个结果，他不可能很容易就被一个因素所逆转。掌握知识是第一层，知识转变为信念是第二层，信念上升到行为是第三层，第一层是最容易的，随着健康知识传播载体的快速发展，健康知识的接受渠道越来越广泛，第三层是最难的，信念上升到行为首先就需要克服自身不良习惯并且具备长期坚持的毅力，这就很容易理解为什么人人都知吸烟有害健康，吸烟者依旧不计其数。这时健康促进的干预手段就应发挥作用，在个人产生信念转变行为的态度时，可以凭借外因的干预和环境的影响，帮助其实现这一转变。我们继续谈吸烟的例子，当个人产生戒烟的信念并决定将其转变为行为时，外力的干预是不可少的，比方说家人的监督可以帮助其更久地坚持戒烟，技术手段的干预可以帮助其想吸烟时断掉念头，无烟环境的维持可以减少"吸烟氛围感"等。由此可见，知信行是一个复杂且艰难的过程，我们需要掌握全程转变过程才能及时消除各种不利因素的干扰，从而实现第三层目标。

（二）健康信念模型（HBM）

健康信念模型强调的是感知（Perception）对行为决策人的重要性，是社会心理学理论在健康领域的重要应用。该理论认为个人对疾病的感知会决定其是否采取健康行为（见图7-2）。个人对疾病的易感性和严重性进行判断，通过多种方式感知疾病的威胁，产生自我约束效能，从而产生健康行为。

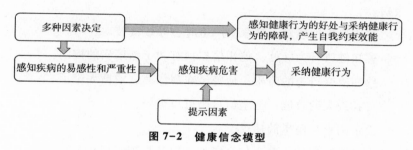

图7-2　健康信念模型

资料来源：Irwin M. Rosenstock, "Historical Origins of the Health Belief Model," *Health Education Monographs*, 1974, 2 (4)。

模型中有几处需要解释，一是多种因素决定个人对疾病严重性的感知，包括个人特征和社会因素。我们继续以吸烟为例，年龄越大的人一般吸烟时间越久，可能越容易根据自身经验产生吸烟有害或者吸烟无害的认知。个人特征包括性别、民族、受教育水平、宗教信仰等。社会因素包括阶层、同伴、职业环境等。我们经常在电视剧中看到职业男性在休息间隙聚众吸烟，这是阶层、职业环境和同伴综合作用的结果，在这样的背景下，不吸烟的职员可能会产生从众心理，降低对吸烟危害的感知，从而加入吸烟群体，产生吸烟行为。

我们再以疾病结果为例理解提示因素。糖尿病是现在高发的慢性非传染性疾病，某位患者近期检查发现其自身尿糖指标异常，该患者自身会开始反思可能诱导疾病的原因，这些原因会和患者自身所接受的提示因素相关。其经常在大众传媒例如微信公众号中看见高糖食物会诱发多种疾病，反思自身是否过度饮用含糖碳酸饮料，或者家人经常劝诫其少喝饮料，或者医生询问饮食习惯时对患者进行提醒，这些都是其感知疾病危害的提示因素。

我们再来假设一下该患者的思想过程，理解健康信念模型。

疾病易感性感知：该患者认识到自己的高糖饮食易导致糖尿病。

疾病严重性感知：糖尿病严重时会导致截肢。

感知健康行为好处：他相信控糖有利于糖尿病的控制。

感知改变行为的障碍：他曾经嗜甜如命，戒糖太难了。

自我约束的效能：他坚信自己可以做到。

提示因素：医生的建议。

通过上述描述，健康信念模型就很容易理解了！

（三）行为改变的阶段理论（TTM）

行为改变的阶段理论（The Transtheoretical Model and Stages of Change，TTM）是由美国心理学家普罗察斯卡于 1982 年最早提出的。行为改变的阶段理论着眼于行为变化过程及对象需求，它认为人的行为转变是一个复杂、渐进、连续的过程，可分为五个不同的阶段，即没有准备阶段（precontemplation）、犹豫不决阶段（contemplation）、准备阶段（preparation）、行动阶段（action）和维持阶段（maintenance）。该理论通过五个阶段描述和解释了吸烟者在戒烟过程中的行为变化以及在每个阶段主要的变化过程，由于人的行为变化是一个连续的、动态的、逐步推进的过程，在不同的行为阶段，每个改变行为的人都有不同的需要和动机，对目标行为会有不同的处理方式。下面我们就以戒烟和戒酒为例，详细了解一下行为改变阶段理论的五个阶段。

第一阶段：没有准备阶段，即目标对象没有考虑要戒烟戒酒，而且在未来的 6 个月内，都不会考虑改变自己的行为。

第二阶段：犹豫不决阶段，目标对象意识到了吸烟嗜酒的危害，开始在改变行为和自己能否坚持之间左右摇摆，开始考虑要不要在未来 6 个月内戒烟戒酒，而且是倾向于改变自己行为，但仍旧处于犹豫不决的矛盾状态。

第三阶段：准备阶段，在最近的一个月内要做出改变，一个月内确立目标，向周围的人宣布自己的计划并有所行动。

第四阶段：行动阶段，开始改变自己的行为。

第五阶段：维持阶段，改变自己行为已经坚持了 6 个月了，持续戒烟戒酒至少 6 个月，但在这个阶段人们往往由于自身的松懈而造成中断。

当然，该理论也适用于减肥、戒糖等其他健康行为的管理和改善。

（四）　自我效能理论

自我效能（Self-efficacy）是 1977 年美国心理学家班杜拉首次提出的。自我效能顾名思义就是个体对自身的约束与管理，具体是指个体根据自身的特点和个体特征，对自身组织、实施某项特定的行为并以期能够达到预期效果的主观判断。简单说就是个体自己定了一个目标，需要努力才能实现，通过评估自己的潜能判断能否达成这种目标过程。一般而言自我效能需要个体克服自身的某些惰性，特别是在健康教育和健康促进的过程中，这些约束和管控往往和自身的向往与习惯相悖。自我效能理论认为自我效能是从个体行为动机出发，实现健康和个体成就的基础，是决定个体能否产生改善健康的动机和健康行为的重要因素。当人们相信自身的行动能够产生预期的结果时，会更愿意付出实际的行动，否则人们在改变的过程中面对困难时就难以长期坚持。就拿减肥这件事来说，许多人之所以把减肥放在口头上而难以付诸行动，往往是由于没有一个他们渴望实现的预期结果需要减肥来实现。假如一个人在对心仪对象表白时，对方说你太胖了，你减肥我就考虑，那么这个人就会为实现和对方在一起的目标而付诸减肥的行动，产生自我约束的效能。

自我效能产生的途径一般有四种：一是曾经通过某种行为达成过某种成就；二是拥有他人间接的经验；三是通过别人的劝说产生信心；四是通过情感激励产生自信心。我们依旧举减肥的例子，第一种途径意味着你曾经减肥成功过，你有着再次成功的信息和以往成功的经验，这种经验使你具有强烈的自信认为自己有能力完成减肥的预期目标。第二种途径是指你的家人朋友中有人减肥成功，看到他（她）成功地完成减肥的预期目标，增强了你自己可以完成该行为的信心。第三种途径是通过旁人的劝说和成功的经历增强自身信心，比如健身房广告就有这样的作用。第四种是消极的情绪会影响自身对坚持减肥的信心，通过信心重塑、情感激励等手段消除负面情绪，从而提高对自身坚持减肥的信心。

（五）群体动力理论

群体动力（Group Dynamics）理论是由心理学家库尔特·莱文提出的，该理论强调群体的力量。类似于物理学原理中力的作用是相互的，该理论认为人与人之间的影响也是相互的，当个体因为同一目标搭伴形成群体后，会形成群体压力和凝聚力等，从而影响群体中个体的行为。学者将群体压力解释为群体中形成的一种氛围，使个体不得不按照群体规范办事，与群体中绝大多数保持一致；群体凝聚力是指个体间相互作用形成的集体意识。

在针对学校的干预中可以利用群体动力理论。例如减盐饮食是目前我们积极倡导的健康饮食习惯，可以利用学校的教育途径进行群体教育和干预，这不仅可以影响学生群体，还可以影响学生的家庭。市场上也有许多利用群体动力理论开展健康干预的行为，例如减肥训练营，减肥是一件困难且需长久坚持的事，个体往往缺乏长期坚持的动力，最终半途而废，不了了之。减肥训练营便是基于群体动力理论，将所有需要减肥的个体聚集在一起，群体拥有同一目标，每日需开展同样的行为干预，这样绝大多数的个体会积极参与并自觉改善自身行为，从而实现减肥的目标。

二　慢性非传染性疾病与传染病的预防理论

（一）慢性病的三级预防

慢性病作为第二次卫生革命攻克的目标，是健康教育和健康促进干预的重要疾病种类，所以我们在理论部分介绍慢性病的三级预防。慢性非传染性疾病的健康教育与健康促进，一般都建立在慢性病三级预防的基础上，其体现在流动人口慢性病发生前后的各个阶段。慢性病的预防不仅指阻止疾病的发生，还包括疾病发生后阻止或延缓其发展，最大限度地减少疾病造成的危害。我们先简单了解一下慢性病三级预防的各个阶段。一级预防是指病因预防，是在疾病尚未发生时针对疾病的危险因素所采取的干预措施，也是预防、控制和消灭疾病的根本手段。二级预防又称"三早"预防，即早发现、早诊断、早治疗，在疾病中属于临床早期，是防止或减缓疾病发展而采取的措施。三级预防又称为临床预防，为了减少疾病的危害而采取的措施，其目的是防止伤残和促进功能的恢复，提高生存质量，延长寿命，降低病死率。

健康教育与健康促进最重要的就是建立起一级预防的堡垒，

将疾病扼杀在摇篮里。做好一级预防,首先是出台宏观的根本性措施,所谓根本性措施,是为了避免疾病危险性的增加,从综合和宏观的角度建立健全社会、经济、文化等方面的措施,同时减少因环境污染而造成的危害,相当于做好健康促进的宏观调控。立足于个体,健康教育与健康促进策略应当做好针对个体的措施。包括但不限于开展健康教育,增强公众的健康意识和自我保健能力,自觉采取有益于健康的行为和生活方式;有系统、有组织地进行预防接种,提高人群免疫水平;做好婚前卫生工作,以预防遗传性疾病;做好妊娠期和儿童的卫生保健工作;慎重使用任何医疗措施和药品,预防医源性致病因素的危害。

随着公共卫生和健康教育的快速发展,预防性干预理论逐步实现多元发展,例如针对精神性疾病的干预,一是进行一般性预防干预,其干预的对象是一般公众,如向他们宣传、普及精神卫生知识,提高公众的精神卫生水平。二是选择性预防干预,其干预的对象是易产生精神障碍危险因素的亚人群。三是指征性预防干预,其干预的对象是具有精神障碍的早期表现或具有精神障碍的危险因素,但尚不符合诊断标准的个体。该理论模式也同样适用于艾滋病、自杀、慢性病的预防干预等,因此,应根据具体实际情况及可利用的资源,有的放矢地针对一般公众、亚人群、个体开展预防性干预。

(二) 传染病的预防与阻断

前文的撰述中大家已经了解到,传染病会对人类健康和生命造成严重的危害。随着科学的发展和人类的进步,传染病得到了较好的控制。但随着新冠肺炎等新型传染病的出现,其对人类健康提出了新的挑战。为什么人会传播疾病,人是通过哪些途径传播疾病的,这一部分我们了解一下人口流动在传染病传播背后作用的原理。

　　传染病在人群中传播的过程叫作流行过程，人之所以在流动中可以传播病毒，是因为其在流动中既是传染源，也是传播途径和易感人群。接下来我们利用新冠肺炎的例子，了解一下传染病流动过程中人口流动的作用。

　　张三（化名）感染了新冠肺炎，病原体侵入其身体器官内，但还未出现症状，这时张三处于新冠肺炎的潜伏期，而这时的张三由于体内已经出现了病原体，并且可以通过呼吸等方式排出病原体，其已成为传染源。传染病病毒是十分狡猾的，潜伏期较长，张三还不知道自己已经感染新冠肺炎病毒，其从 A 地前往 B 地打工，这时病毒通过张三传染给同在 B 地打工的李四，人口流动使空气、唾沫等成为传播途径。当张三开始出现新冠肺炎的症状时，例如发烧和咳嗽，这时其就处于临床症状时期，这一时期是传染性最强的时期，张三的确诊和流动会使得 A、B 两地开展疫情防控。

　　我们来了解一下这个过程中的一些概念。传染源是指体内有病原体生长、繁殖并且能够排出病原体的人和动物。潜伏期是自病原体侵入机体到最早临床症状出现的一段时期。临床症状期是指出现特异性症状和体征的时期，这一时期是传染性最强的时期。传播途径是指病原体从传染源排出后，侵入新的易感宿主前，在外环境中所经历的全部过程。传播途径一般包括经空气传播、经飞沫传播、经可沾染病毒的物体传播。易感人群是指容易感染传染病的个体，人群作为一个整体对传染病的易感程度称为人群易感性。

　　针对传染病的策略是预防为主、开展传染病监测、疫情管理、隔绝传染源、阻断传播途径、保护易感人群，我们在下文中结合具体的疾病来学习流动人口的健康教育与健康促进方式。

第三节　中国流动人口健康教育
与健康促进的方针

　　在了解流动人口常见疾病的健康教育与健康促进策略之前，我们先了解一下我国针对流动人口的卫生策略有哪些变化，政策是开展一系列流动人口健康教育与健康促进的指向灯，了解政策关注的重点有利于我们更好地开展流动人口健康教育与健康促进。流动人口主要卫生问题的变化与我国社会经济的发展以及卫生革命的变迁息息相关，不同时期的政策所关注与要解决的问题不同，根据不同时期卫生发展的特点，我国流动人口卫生政策的演变大致呈现了三个方面的发展。

一　以计生工作为重点的流动人口健康管理

　　改革开放后，我国经济发展取得了巨大的成就，到 20 世纪 90 年代，我国逐步呈现地区贫富两极分化，流动人口逐渐增长，其卫生计生问题日益突出。1998 年我国制定了《流动人口计划生育工作管理办法》并于 1999 年 1 月 1 日起正式实施，目的在于加强流动人口计划生育管理工作，维护流动人口的合法权益，有效地控制人口增长。2001 年我国出台了《中华人民共和国人口与计划生育法》，该法规定了流动人口的计划生育工作由其户籍所在地和现居住地共同管理，并且现居住地政府负主要责任。该法的实施对流动人口计划生育工作的落实提供了有力的保障。2003 年我国颁布《流动人口计划生育管理和服务工作若干规定》，进一步对流动人口计划生育管理进行明确的规定。随着我国社会经济的快速发展，流动人口计划生育工作发生了一些变化，计划生育相关政策不断完善并基本得到人民群众的理解，而且不断发展的信息技术为流动人口计划生育工作提供了有效的技术支持。为进一步完善流动人口计划生育制度，为新形势下的流动人口计划生育工作提供制度保障，2009 年，我国公布了《流动人口计划生育工作条例》，要求增强流动人口计划生育工作管理能力和服务能力，维护流动人口的合法权益，稳定低生育水平。这一阶段的流动人口卫生政策的制定与我国计划生育的基本国策息息相关，一系列的办法与条例有效地解决了流动人口在现居住地难以享受与户籍人口同等的计划生育服务，相关权益得不到保障的问题，明确了流动人口在现居住地享有的计划生育服务和奖励优待的权益。

二　以综合性的卫生管理为重点的流动人口健康管理

随着社会经济的发展，我国开始对流动人口进行全面性的管理。2009 年，卫生部印发的《增补叶酸预防神经管缺陷项目管理方案》和《重性精神疾病管理治疗工作规范》中都提到要将流动人口作为重要的预防管理目标人群。2003 年国务院颁布《国务院办公厅关于做好农民进城务工就业管理和服务工作的通知》，提出要切实解决农民工进城后的传染病防控、职业健康和社会保障等问题，要切实关注流动人口中妇女儿童权益保护和卫生健康保健服务。2011 年，《中华人民共和国社会保险法》正式施行，该法对流动人口养老、医疗、工伤等保障做出了明确规定，并对用人单位和相关政府部门职责做出规范。值得关注的是该法规定个人跨统筹地区就业的，其基本医疗保险关系随本人转移，缴费年限累计计算。同时规定：灵活就业人员可以参加职工基本医疗保险，由个人按照国家规定缴纳基本医疗保险费。此外，先行支付制度在这部法律中得以明确，长期以来，不少流动就业者由于第三人不支付医疗费或者无法确定第三人而无钱及时治病，这一规定解决了该难题，保障了流动就业者能够及时就医。另外陆续颁布的《国务院关于解决农民工问题的若干意见》《国务院办公厅关于切实做好当前农民工工作的通知》等政策文件中，对我国流动人口的卫生管理工作都做出了相应的规范。

三 以公共卫生服务均等化为重点的流动人口健康服务

随着城镇化进程的推进，我国对流动人口的健康促进政策由管理开始向服务转化，政策制定的目标开始变为以流动人口的卫生需求为导向。2010 年，卫生部等部门发布《关于创新流动人口服务管理体制推进流动人口计划生育基本公共服务均等化试点工作的指导意见》，政府逐步开始关注流动人口健康促进相关服务均等化。在公共服务均等化趋势的背景下，2012 年卫生部等部门颁布《中国慢性病防治工作规划（2012—2015 年）》，提出慢性病防控要关注弱势群体和流动人口，提高慢性病防治的可及性、公平性和防治效果。2013 年《流动人口卫生和计划生育基本公共服务均等化试点工作方案》发布，我国开始逐步建立健全符合国情、全面覆盖、可持续发展的流动人口卫生计生基本公共服务制度。2016 年国家卫计委主办了全国流动人口健康促进宣传周活动，并提出流动人口中儿童预防接种、传染病防控、孕产妇和儿童保健、健康档案、计划生育和健康教育等 6 类基本公共服务将得到优先落实，目标是使上述人群对基本公共卫生服务项目的知晓率达到 90%。2016 年国家卫计委发布《流动人口健康教育和促进行动计划（2016—2020 年）》（下一节会详细讲述），要求有效开展流动人口健康教育工作，提高流动人口健康素养与健康水平。2017 年，国家卫计委研究编制了《"十三五"全国流动人口卫生计生服务管理规划》，从改革管理服务制度等五个方面促进流动人口基本公共卫生计生服务体系的建立。

通过多项卫生政策实施及多年的努力，我国在流动人口的健康档案、健康教育、儿童预防接种、传染病防控、孕产妇和儿童保健等 5 项基本公共服务中取得了较大的进展，并且在流动人口服务管理新机制与统筹考虑流动人口的需求及健全基本公共服务网络体系上都有所建树。

四　基于健康中国战略的流动人口健康教育与健康促进

在习近平总书记提出健康中国战略后，国家卫计委颁布《流动人口健康教育和促进行动计划（2016—2020 年）》（以下简称《行动计划》）。《行动计划》的工作重点为流动人口基本公共卫生计生服务均等化，重点管理人群为新生代流动人口、15~49 周岁流动育龄妇女和 6~14 周岁流动学龄儿童。《行动计划》的目标为：到 2020 年，基本建立起卫生计生部门牵头、多部门合作，学校、职场和社区等场所教育并重，各方共同参与的流动人口健康教育工作机制；提高流动人口服务对象对基本公共卫生服务项目的知晓率，提高流动人口健康素养水平；建设一批流动人口健康促进企业、学校和家庭。

计划同时根据目标确认了以下工作任务。（1）为做好流动人口健康促进干预创造有利的政策环境，各级卫生计生行政部门要建立起内部及与相关部门的统筹协调机制，推动有利于流动人口均等享有基本公共卫生计生服务的政策出台，切实将流动人口纳入社区卫生计生服务范围。在制定、修订疾病预防控制、健康教育、医疗、药品、基层卫生、妇幼卫生等相关政策时，要将流动人口考虑在内。（2）提高卫生计生服务可及性。基层社区卫生计生服务机构要针对本地流动人口工作、居住的主要特点，面临的主要健康问题和健康需求，优化卫生计生服务资源配置，创新服务模式，提高服务可及性和有效性，使流动人口能够方便获得基本公共卫生服务、计划生育服务等相关服务。（3）开展基本公共卫生计生服务政策宣传。各级卫生计生行政部门要开发、制作、发放流动人口易于接受的宣传资料，宣传卫生计生政策法规和服务项目，合理运用各种适宜的媒体形式，并利用各级工会、共青团、妇联、计生协会等群众团体以及非政府组织平台，加大宣传力度，使流动人口熟悉相关服务项目的内容和流程。（4）提高流动人口健康素养。各级卫生计生行政部门要利用多种途径向流动人口宣传普及《中国公民健康素养——基本知识与技能（2015年版）》。大力普及基本健康知识和理念，倡导健康生活方式和行为，传播基本健康技能，从基本医疗、传染病防治、妇幼健康、慢性病防治、心理健康等方面提高流动人口健康素养。（5）精准开展流动人口健康教育。各级卫生计生行政部门要将流动人口纳入健康教育服务范围，并积极开展针对不同年龄、性别、职业特点的健康教育活动。（6）建设流动人口健康促进场所和健康家庭。在以流动人口（农民工）为主体的工矿企业、流动儿童占一定比例的学校以及流动人口家庭中，开展流动人口健康促进示范企业、示范学校和健康家庭建设活动。（7）开展流动人口健康促进宣传活动。国家卫生计生委每年以"人口流动，健康同行"为主题，开展系列宣传活动，宣传活动的主要内容根据年度工作重点确定。2016年的主要内容是：传播健康核心信息，树立科学健康观。各地卫生计生行政部门可结合本地实际，针对目标人群，确定主要内容，开展主题宣传活动，营造关爱流动人口健康社会氛围。

五　重点流动人口的健康教育与健康促进政策

（一）新生代流动人口

新生代流动人口的健康教育与健康促进工作是当下工作的重点。以新生代流动人口（农民工）集中的工地、企业、市场为重点场所，通过多种方式以及新媒体手段，开展职业安全、职业伤害预防、传染病防治、心理健康、健康生活方式、控烟、安全性行为等健康教育活动。依托企业流动人口计生协会等平台，招募并培训有一定文化程度、沟通能力强、热心为工友服务的人员作为健康指导志愿者，通过同伴教育开展健康知识传播。

（二）流动妇女

流动妇女不仅包括主动流动的女性务工人员，还包括跟随丈夫工作、子女上学的"随流"妇女。在女性流动人口集中的企业、市场等场所，通过专题讲座、发放健康知识材料、同伴教育等形式，以预防非意愿妊娠、优生优育（孕前服用叶酸、孕前优生健康检查）、建立母子健康手册、定期产前检查、新生儿疾病筛查、产后访视、儿童保健和预防接种等为主题，开展健康教育，宣传服务政策，做好跨地区服务的衔接和协调，提高流动人口妇幼保健和儿童预防接种服务的利用水平。向流动妇女发放健康支持工具，指导流动妇女向家庭成员传播健康知识和技能，提升流动人口家庭整体健康素养水平。

（三）流动学龄儿童

流动儿童的健康教育与健康促进工作一直是流动人口卫生工作的重点。包括流动儿童在内的所有儿童是人口发展的基石。卫健委应与当地教育部门和学校配合，在流动人口子女集中的学校开展健康教育课、个人卫生技能评比、健康知识竞赛等活动，传播预防常见病和意外伤害、讲究个人卫生、口腔保健、坚持运动等健康知识，培养流动学龄儿童的个人卫生习惯；发放健康生活手册等，增强流动学龄儿童健康意识和自我保健能力，并将流动学龄儿童作为"小小健康宣传员"，指导他们向家长宣传健康知识。

（四）流动老年人口

《中国流动人口发展报告 2016》显示，我国流动老人规模不断增长，约占流动人口总量的 7.2%，以低龄老年人为主，照顾晚辈、养老与就业是老人流动的三大原因。相较于中青年流动人口，老年流动人口面临的健康风险更大，生存所面临的问题更多，流动老年人的社会保障弱，以医疗保障为例，尽管近九成流动老人参加了各种形式的医疗保险，但 92.9% 均是在户籍地参保，异地就医跨省报销存在较大困难。而且流动老人在劳动力市场中居于底层，女性流动老人更为弱势，需要重点关注。流动老人健康风险问题更为突出，健康教育与健康促进策略应当重点关注流动老年人的健康需求。

第四节　流动人口常见病的健康教育与健康促进

一　传染病

（一）艾滋病

性传播疾病由多种不同类型的病原体引起，主要是由性途径传播。艾滋病是一种重要的性传播疾病，已经在全球范围内蔓延。研究表明，人口的流动是艾滋病快速传播的一个重要因素，流动人口在艾滋病从高危人群向普通人群的传播过程中起着重要作用。本部分我们了解一下针对流动人口艾滋病的健康教育与健康促进活动。

我国针对艾滋病等性传播疾病的主要策略是预防为主。所以在针对流动人口艾滋病防范的健康教育活动中，一般都从切断传播途径和保护易感人群入手。

1. 针对传播途径的干预

要降低流动人口中不安全性行为比例，预防和控制经性接触和高危性行为传播艾滋病。流动人口以青壮年为主，处于性活跃期，大部分缺乏必要的艾滋病及性病知识，因此自我保护意识不强；由于较多从事体力劳动或枯燥的工作，其精神生活匮乏，加上受周围环境的影响，容易产生高危性行为。但就人口的流动本身而言，其与艾滋病并没有直接的因果关系，一般是流动人口在其流动的过程中与艾滋病病毒等传播因素相结合，才最终导致艾滋病的扩散。应通过健康教育和健康促进活动如同伴教育、流动宣传和定点咨询等方式，传播安全性行为知识，宣传高危性行为和吸毒的危害，减少性伙伴个数，减少商业性行为次数、促进安全套的正确使用，有效控制艾滋病的传播和流行。

2. 针对流动人口的干预

增强健康意识和掌握健康知识是预防常见病的根本手段。一是加强宣传教育、增强流动人口自我保护意识，要知道健康教育是最为有效和经济的手段，特别是在流动人口中开展性健康教育、普及性卫生知识，可以增强群众预防和自我保护的意识。二是艾滋病预防并非简单的"知信行"模式，普及艾滋病防治知识并不意味着就一定能形成理想的态度和行为，普及艾滋病防治知识仅是其中的一个基础环节。要使人们形成正确的艾滋病防治的态度和行为，需要政府组织、社会各团体共同参与和广泛发动社会各阶层，还需要采取行为干预，推进综合、依法防治，通过举办多种形式的有利于促进流动人口转变态度和行为的活动，使全社会形成正确的艾滋病防治观、行为观。

3. 多方位协作的健康促进策略

艾滋病的传播是重大公共卫生问题，流动人口作为重点管控人群，政府及有关组织应当本着预防为主、防治结合、综合治理的方针开展健康促进工作。一是政府组织领导，各部门各负其责，全社会共同参与，加强宣传教育，采取行为干预和关怀救助等措施，实行综合防治。二是积极推进依法防治，《艾滋病防治条例》《性病防治管理办法》等法律法规要持续推行。三是政府要辅助社区等基层单位广泛、持久地开展性教育和性健康知识的普及工作，提高流动人口的自我保护能力，改变其不良行为。四是开展艾滋病检测工作，全面地了解我国流动人口性传播疾病的流行趋势、地区分布、健康需求等特点，为预防工作提供科学依据。

（二）病毒性肝炎

病毒性肝炎是由肝炎病毒引起的以肝脏损害为主要特征的一组传染性疾病，在全球广泛流行，包括乙肝、甲肝、丙肝等。病毒性肝炎传染性极强，传播途径复杂，感染率高。我国是病毒性肝炎的高发区，其发病率和死亡率始终居所有法定传染病的前列，严重危害人类健康，是我国重大公共卫生问题之一。流动人口是乙肝等病毒性肝炎传染与流行的重点人群，本部分我们介绍关于病毒性肝炎的相关知识，以及如何对流动人口开展健康教育与健康促进。

经肠道传播的病毒性肝炎：甲型和戊型肝炎主要经肠道传播，应采取综合性防治策略。乙型和丙型肝炎主要经肠道外传播，例如血液传播。

1. 针对传播途径的干预

俗话说，"病从口入"，针对肠道传播疾病要大力开展健康饮食习惯和健康饮食卫生的健康教育与健康促进工作。一是教育与宣传培养养成饭前便后洗手的良好习惯，提高个人卫生水平，改变不良的卫生习惯，增强自身的防病意识。注意聚餐的卫生，提倡特别是沿海地区的流动人口，在适应当地饮食习惯的同时，摒弃陋习，不食生的贝类等海鲜食品，加强自身饮水和饮食的卫生监督。

对肠道外传播的病毒性肝炎的干预，还是要从流动人口的健康知识和健康意识出发。一是输血和血制品的健康相关知识。二是母婴传播，对患有乙肝的母亲，乙肝免疫疫苗是阻断其母婴传播的有效手段。社区应该排查管辖范围内的母婴的乙肝疫苗接种情况。三是预防与控制性传播途径，加强流动人口的性道德和性知识教育，禁止嫖娼和不正当性行为，减少高危性行为和性伙伴个数，正确使用安全套。四是增强流动人口的健康防范意识，流动人口极易因社会融入等问题而受到不法分子的诱导吸毒，要对流动人口加强禁毒教育，严禁毒品。五是对流动人口日常生活的健康教育，对于肠道外传播的病毒性肝炎阳性者，不与其共用牙刷、餐具、毛巾等生活用品。

2. 保护易感人群

疫苗是建立自身防卫"长城"的基础，甲肝疫苗预防接种是预防和控制甲肝的有效手段。免疫的重点是 1~15 岁的儿童和高危人群。流动儿童的医疗保障问题依旧是基本公共卫生服务应当关注的重点，有研究显示困境儿童的疫苗接种率显著低于普通儿童，社区应该排查管辖范围内的流动儿童疫苗接种情况，保障其健康公平。上述提到的是主动免疫手段，还有一种被动免疫的方式，人免疫球蛋白可用于家庭密切接触者的预防。

关于乙肝疫苗，我国从 1992 年开始就将乙肝疫苗纳入计划免疫管理。社区应当重视异地出生流动儿童的疫苗接种工作，监督其在 1 周岁以内完成三针乙肝疫苗的接种。同样乙肝也具有被动免疫方式，对于有母婴阻断需求的流动家庭，社区医院应该宣传相应措施，用于紧急预防。

3. 职业的选择

按照《中华人民共和国传染病防治法》的规定，甲肝和戊肝患者不得从事直接为顾客服务的工作。流动人口的就业选择，应该了解病毒性肝炎对职业的要求，精准就业。同样，流动人口自身也应当注意工作所在地是否有高发的感染因素，避免自身的感染。

（三）感染性腹泻

霍乱是造成感染性腹泻的原因之一，前述中已了解霍乱在历史中造成的重大危害，但是随着病毒的演变，痢疾、诺如病毒等成为新的感染性腹泻的病原，感染性腹泻的发病威胁依旧严峻。流动人口常常面临饮食习惯和饮水习惯的改变，是感染性腹泻疾病负担关注的重点人群。个人角度的健康教育工作还是以健康宣教和行为改变为主。

1. 针对传播途径的干预

个人卫生是造成感染性腹泻的重要原因，饭前便后要洗手，饮用干净的饮用水都是健康宣教的重点。开展广泛的卫生宣教，对流动人口普及卫生知识，提高自我保护能力是改变感染性腹泻结局的有效方法。

2. 感染后的健康干预

当自身不小心感染腹泻时，要秉持预防脱水、纠正脱水、继续进食和合理用药的原则。因呕吐和腹泻失水量较多时，有可能会出现脱水的症状，可口服补液。对于"重度脱水"患者除了静脉补液纠正脱水之外，还要补充必要的电解质，纠正酸碱失衡。在整个腹泻阶段，不应该停止进食，对于成年人，应该鼓励营养进食，例如蔬菜水果，对于儿童，应该辅助添加糖和盐。对于腹泻，不可滥用抗生素，应当按照医嘱服药或接受其他治疗。

3. 多方位协作的健康促进策略

健康教育是最经济有效的预防手段，要加强对流动人口健康教育的重视，政府、社会组织和流动人口自身应当共同努力，制作科学、实用、规范的健康教育手册。政府还应做好环境卫生和饮食卫生的管理，落实感染性腹泻的预防规划。联合科研机构，重视疫苗的研制，制定快速诊断的方法，加强对病原体耐药性的研究和控制。除此之外，疾控等部门还应完善疾病监测体系，有效开展相关工作，落实"三管一灭"（管理水源、粪便、饮食，消灭苍蝇）要求。

二　常见慢性病

在我国，人口老龄化和经济社会的快速发展导致人们的生活习惯发生了巨大的变化，慢性病已经成为影响包括流动人口在内的所有居民健康和死亡的主要原因。虽然遗传是慢性病发生的重要因素之一，但是否发病以及何时发病很大程度上取决于生活方式，这也是我们可以开展健康教育与健康促进的基础。流动人口是慢性病健康教育的重点人群，本节我们从生活方式和环境策略出发，了解如何开展流动人口慢性病的健康教育与健康促进。

（一）个人层面

1. 饮食习惯

2012 年中国疾病预防控制中心发布的《中国流动人口慢性病及其危险因素专题调查报告 2012》指出，我国 18～59 岁流动人口蔬菜摄入不足比例为 44.1%，低于农村常住居民水平，接近城市常住居民水平。多数研究都表明流动人口食盐超标比例要远高于常住居民。俗话说"病从口入"，科学研究证明饮食习惯与多种慢性疾病的发生相关。接下来我们介绍几种常见的慢性病的饮食健康干预。

（1）高血压。钠盐摄入量和血压水平呈显著相关，钠盐摄入过多会提高血容量从而导致血压升高，限制钠盐的摄入对血压降低具有明显的作用。WHO 倡议的每日每人的钠盐摄入量不超过 6g。具体到饮食行为上，一是要尽量少吃腌制食品，例如咸菜、香肠、腌菜、腌蛋等；二是在进行烹饪时要注意用盐及其他含钠调味品的使用；三是保持每日新鲜蔬菜和水果的摄入，但如果是

肾病患者要注意过多水果摄入可能会导致高钾血症，糖尿病患者
也要注意水果的摄入量；四是自身饮食习惯的改变，例如南方人
生活在北方，北方人吃面习惯浇卤喝汤，喜欢拌面时另外加入盐
和醋，这样盐的摄入肯定是超标的，在食用时应当注意！

　　（2）糖尿病。糖尿病饮食上最应控制的是糖的摄入，但要注
意的是，糖不仅仅是指果糖等，还包括碳水化合物，其典型代表
就是我们常说的主食。糖尿病患者或者血糖较高时，一定要合理
分配碳水化合物、脂肪和蛋白质的摄入。一是要多摄取新鲜的蔬
菜；二是可以适当地增加粗粮的摄入，粗粮的升糖指数比白米饭
和面条要低很多，粗细搭配更健康；三是蛋白质的摄入可以以鱼
肉、鸡肉和蛋类为主，减少猪肉的摄入。糖尿病人的饮食管理，
不仅关系到糖的摄入，还应关注总能量的摄入，控制总能量的摄
入是糖尿病预防和膳食治疗的首要原则。当然热量的摄入还要考
虑生活的强度，保持锻炼的人或者从事体力劳动的流动人口可以
每日适当地增加能量的摄入。能量的摄入还和自身的基础代谢能
力有关。比如张三是一个身高 178cm，体重 75 公斤的在他乡从事
IT 行业的工作者，他一天的合理能量摄入应在 2000Kcal 左右
（见图 7-3）。

　　（3）血脂异常。血脂升高最主要的原因便是饮食结构的不合
理。奶油、动物脂肪中一般都含有较高的饱和脂肪酸，摄入过多
就容易造成血脂异常。平衡膳食是调整血脂异常最重要的方法，
可以根据《中国成人血脂异常防治指南》的指导，调整饮食结
构，减少饱和脂肪酸和胆固醇的摄入，增加植物固醇、可溶性纤
维的摄入。例如，当你在购买包装食物时，包装袋上都会标注配
料、热量含量及来源，尽量不购买含有奶油、饱和脂肪酸的食
物，例如薯片、奶油泡芙等。无论何种慢性病，都应多食用新鲜
的蔬菜及富含维生素的水果，在降低脂肪摄入的同时，摄入优质
蛋白，例如鸡蛋清、瘦肉和脱脂牛奶。

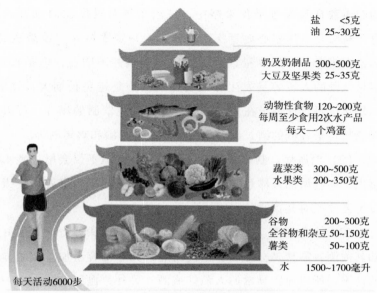

盐　　<5克
油　25~30克

奶及奶制品 300~500克
大豆及坚果类 25~35克

动物性食物 120~200克
每周至少食用2次水产品
每天一个鸡蛋

蔬菜类　300~500克
水果类　200~350克

谷物　　　　　　200~300克
全谷物和杂豆 50~150克
薯类　　　　　　50~100克

水　　1500~1700毫升

每天活动6000步

图 7-3　《中国居民膳食指南 2022》

资料来源：中国营养学会官网，https：//www.cnsoc.org。

2. 饮酒

流动人口慢性病调查显示：18～59 岁流动人口 30 天内饮酒者过量饮酒率（男性日均酒精摄入量≥25g，女性日均酒精摄入量≥15g）、危险饮酒率（男性日均酒精摄入量≥41g 且<61g，女性日均酒精摄入量≥21g 且<41g）、有害饮酒率（男性日均酒精摄入量≥61g，女性日均酒精摄入量≥41g）在男性流动人口中分别为 23.6%、6.6%、6.9%，在女性流动人口中分别为 6.3%、2.3%、1.5%。有学者研究发现流动人口酒精滥用现象较城市工人更严重。不同常见慢性病的饮酒健康干预侧重点也不同。[1]

（1）高血压。饮酒和血压的关系比较复杂，当饮酒量超过每日 40ml（或 30g）时，饮酒量将会与血压呈正相关，大量饮酒者的高血压发病率大约是非饮酒者的 5 倍。因此，在针对流动人口

---

[1]　数据来自《中国流动人口慢性病及其危险因素专题调查报告 2012》。

的健康教育与促进干预策略中，应当重视对过度饮酒危害的教育，减缓高血压和心血管疾病的发生。一定要摒弃"饮酒暖身"的错误观念，虽然少量饮酒对血压的影响并不明显，但是长期、多量饮酒的人更容易发生心血管疾病。一是避免长期大量饮酒；二是建议每日饮酒量在 20~30ml；无法避免饮酒的场合，可以选择酒精含量较低的酒，例如葡萄酒、低度啤酒和鸡尾酒等。

（2）糖尿病。制作酒的原料是粮食，饮酒不仅会增加碳水的摄入，还会增加人体总能量的摄入，因此对糖尿病患者的健康教育也要涉及对其饮酒的限制。

（3）血脂异常。在进行个人生活方式的健康教育时，最好是劝其戒酒，酒精是会影响肝脏代谢的，其非常容易加重血脂异常的情况，所以血脂异常的人最好戒酒。另外，血脂高的人群一般甘油三酯也高，过量饮酒容易诱发胰腺炎。一旦发生了胰腺炎，对于患者的生命就会造成一定的威胁，所以血脂异常的人群尽量要避免饮酒。

3. 吸烟

流动人口慢性病调查指出 18~59 岁流动人口吸烟率为 32.5%，其中男性为 55.3%，大量研究还提示流动人口更容易产生吸烟行为，流动人口的吸烟率在移居后，随城市居住时间增加而上升，最终趋于稳定。[1] 由此可见，流动人口中男性现在吸烟率仍处于较高水平，其吸烟行为与移居时间、工作性质、居住环境密切相关。因此，依据流动人口吸烟行为的流行特征，开展有针对性的控烟工作，是预防慢性疾病的有效干预手段。

（1）高血压。虽然吸烟对高血压无直接影响，但吸烟是循环系统疾病发生的危险因素之一，也是心血管疾病的三大危险因素之一。在对流动人口开展高血压相关健康教育时，从综合角度来

---

[1] 数据来自《中国流动人口慢性病及其危险因素专题调查报告 2012》。

看，应提倡其不吸烟、戒烟、减少被动吸烟，并重视吸烟对健康危害的教育。

（2）血脂异常。科学研究表明吸烟会降低血脂代谢功能，是血脂异常的危险因素。烟草中所含有的尼古丁等物质是导致血胆固醇、甘油三酯升高的重要危险因素，所以血脂异常者必须戒烟。在进行健康教育相关工作时，必须明确向血脂异常患者说明吸烟对生命健康的危害，做好戒烟的干预工作。

4. 肥胖与体育锻炼

体力劳动过少会引起中心性肥胖，流动人口的体力活动往往和职业相关。一般而言从事体力劳动的流动人口不缺乏锻炼，其更应关注熬夜和过度劳累对其血压的影响。

（1）高血压。对于坐班的流动人口，其不经常参加运动的话便很容易引起自主神经调节功能的下降，容易引起腹部脂肪堆积，从而导致高血压的发生。在对流动人口进行高血压健康教育时，应当注重个人间的差异，也应当注重提高流动人口的健康素养，增强其锻炼意识，选择适合自己的锻炼方式降低体力消耗，从而提高自身代谢降低血压。

（2）糖尿病。超重和肥胖是导致糖尿病的危险因素，因为超重和肥胖意味着体内脂肪的堆积，肥胖会导致胰岛素抵抗，会降低肝脏对胰岛素的敏感性，导致胰岛素的作用不足，引起血糖升高。体力劳动及运动不仅可以减肥减重，降低体内的脂肪含量，还可以消耗血糖，改善机体的代谢功能，增加肌肉组织和肝脏器官对胰岛素的敏感性，是降低血糖、血脂和血压成本最低的良方。对于从事久坐工作的糖尿病病人，不提倡心率较高的剧烈运动，心率过高反而会引起血糖的突然升高，从而导致脑梗、心梗等突发疾病，运动风险增加。但要注意的是心率过低的运动又无法达到燃烧脂肪的效果。所以对糖尿病病人和危险人群健康教育的重点应以提高机体的代谢能力为目标，例如快走、慢跑，有条件的可以踩踏步机和椭圆机，使自己的心率维持在燃脂有氧阶段。随着现代科技的发展，运动手环已成为健康干预的重要载体，可以购买计算心率的运动手环，科学的开展体力活动和运动。

（3）血脂异常。还是那句话，"管住嘴、迈开腿"，好处何止一个！有规律的、适当的体育运动可以提高身体的能量消耗，减少体内脂肪的蓄积，不仅可以减轻体重，塑造身体的美感，还可以改善人体的体脂代谢水平，降低血胆固醇、甘油三酯在体内的含量；不仅能维护血脂的正常水平，还能降低各种心血管疾病的发病风险，何乐而不为呢？

需要注意的是，锻炼是为了强身健体，保持健康，而不是为了完成超额的锻炼量，所以锻炼应该以不疲劳为原则，以保护自己为准则，选择合适的方式开展锻炼。比方说一个超重的人就不要选择跑步这种损伤膝盖的运动方式了，可以选择游泳这种既有效燃脂，又能保护膝盖的运动方式。而且没有时间不是不运动的借口，只要你动起来，任何活动都能增加热量消耗，如散步、爬楼梯不坐电梯、不久坐等。

（二）社会层面

1. 健康教育的方式

（1）入户教育。对流动人口开展一对一（可以是家庭，也可以是个人）的教育，这种教育方式往往需要社区投入大量的人力和物力，效果虽好，但是成本较高

（2）集体教育。采用预约式或者报名式的集中授课、多媒体专题讲座等教育方式虽成本较低，但是需要流动人口有较强的主动性和健康需求，如何吸引其加入到健康教育的课堂中去，是社区需要解决的问题。

（3）微信群教育。微信群是现在人与人之间信息传递的重要

通道，其在新冠疫情的防治中起到了上传下达的作用。建立社区流动人口健康管理群，在群里定期发布慢性病防治和健康干预的信息、视频，普及健康知识，提高流动人口的健康素养。这种方式同集体教育一样，成本较低，但是如何吸引流动人口加入微信群并会阅读微信群中的健康知识，是有效开展微信群教育的重要前提。

（4）系统化教育。采用"组合拳"的方式，即将以上几种方式融合在一起开展健康教育活动。

2. 注重与心理指导相结合

在开展健康教育的过程中，应该注重对流动人口心理健康的指导。社区要做好流动人口心理上和社会融入上的指导，减少流动人口的负面情绪。一是可以和流动人口建立沟通渠道，了解其实际的健康需求和心理动态，采取支持、安慰、鼓励、帮助等措施，引导其对健康教育树立积极的心态。二是将健康教育的出发点树立在一视同仁上，例如可以开展无身份区别的社区健康教育，鼓励流动人口多多参与，不仅可以提高流动人口的健康素养，还可以促进其融入社区。三是建立良好的社区环境，给所有流动人口提供心理上的支持，增强其心理的自我调节能力。

3. 社会网络健康教育

流动人口在新的城市往往面临社会融入问题，即如何组建新的社会网络。社会网络一般是指社会个体成员之间因互动形成的相对稳定的关系网，包括亲情、友情和因各种社会活动而组建在一起的关系。与普通居民不同，流动人口由于长期在外，与流入地"土著"人口相比，社会融入的影响因素更为复杂，建立新的社会网络需要多方位的力量。《中国流动人口发展报告2018》指出，1980年以后出生的新生代流动人口具有在流入地长期生活居住的规划，拥有比传统流动人口更为强烈的融入流入地的意愿，但由于流动者自身的一些因素和流入地区的风俗习惯等，新生代流动人口的社会融入依旧面临较大的阻碍。例如有研究从经济地位和社会融合两个角度分析新生代流动人口的社会网络，发现社会排斥和人际关系会显著影响其居留意愿。在开展社会网络相关健康教育时，应当从关注流动人口社会融入角度出发，一是做好流动人口的社会支持工作，提供其相关资源，可以有效帮助流动人口建立社会网络；二是鼓励新生代流动人口扩大自己的社交范围，增强社会适应感，从内心上消除隔阂感，通过参加社区活动等方式消除与当地居民的隔阂，结交更多朋友，提高自身的社会融合能力；三是社区应引导原住地居民树立理性态度，消除对流动人口的歧视；四是政府应积极宣传流动人口在社会经济发展中发挥的巨大作用，积极为流动人口和当地居民的交流创造条件。

三　职业病与职业压力

职业病俗称"工伤"，但其与工伤不完全是一回事。职业病是指与职业相关的有害因素作用于人体的时间和强度超出了人体的承受能力，使得机体出现相关性病变，从而影响人员的劳动能力现象。工伤一般是职业危害因素、设备操作不当和管理不科学等造成的身体伤害、残疾甚至是死亡。流动人口比普通居民面临更多的就业歧视，在就业过程中也会遭遇更多的危害因素，遭受更多的职业压力。职业压力目前没有统一的定义，一般是指在工作过程中各种因素的压力使得就业者生理、心理和社会适应上发生损害。对流动人口开展职业病相关健康教育非常有必要。

（一）个人层面

流动人口职业人群应该学会自我保健，在工作的过程中将健康放在首要地位，增强工作过程中的自我保护意识。同时，也应该提高自身的健康素养，改变自身不良的生活方式，特别是要了解健康生活方式对自身职业病和职业压力风险规避的积极作用。例如不同的就业环境和工种可能需要不同的营养供给，高温作业下的工人可以多饮用富含电解质的水，工作中如果经常接触重金属，可以适当地补充一些微量元素，预防自身可能出现的元素紊乱，从事久坐工作的流动人口平时应该加强体育锻炼，避免久坐导致腹部脂肪的堆积，引起心血管疾病。

避免工伤，就要学会压力管理和自我调节。工伤除了客观原因外，更要从自身出发，避免主观原因导致的问题，例如工作精力不足及工作注意力不集中使得意外伤害发生的概率增加。不仅如此，工作压力的增加还会降低工作满意度，影响工作效率。当然，这是主观层面的原因，我们下一部分将讨论环境所导致的职业压力。自身工作中应该学会不拖沓、减少熬夜补救的超负荷工作，积极建立工作中的良好人际关系。

（二）工作单位

一是要做好职业健康监护，了解并掌握人群的健康状况，排查单位中可能会造成职业病和工伤的各种危害因素。针对流动就业人口，要做好就业前的健康检查、工作过程中的定期健康检查、职业病的健康筛选工作，并且要完善每位职工的健康档案，使之成为进行职业健康统计的依据。二是要分析自身工作种类和环境中可能对职工健康造成较大危害的因素并采取相应的防护措施。例如如果工作中接触到有害的物质，应当做好防护面罩、防护服的质量监测工作，确保防护工具起到了真正的作用。加强职业卫生宣传，提高其自觉防护的意识和能力。三是要观察单位中流动人口职工之间的人际关系，减少因个性差异产生的冲突，注重培养流动人口就业工作者的沟通能力，减少社会孤立的问题，帮助流动人口更好地和其他员工相处，减少员工之间的疏离感，营造一个良好的工作氛围。四是要为有困难的流动人口提供相应的社会支持，包括情感支持、设备支持、认知支持等。

（三）政府

加强职业卫生监督工作，做好预防性职业卫生监督和经常性职业卫生监督。进一步加强《中华人民共和国职业病防治法》等相关法律法规的宣传，加强制度建设，完善法律法规，落实管理监督的责任和义务。重视流动人口的工作健康需求，注重提高包括流动人口在内全部员工的危害防范意识和能力，动员全社会的力量，提高社会对职业卫生工作的认识及关注程度，共同维护流动人口职业人群的身心健康。

后 记

　　《论语·雍也》中记载：伯牛有疾，子问之，自牖执其手，曰："亡之，命矣夫！斯人也而有斯疾也！斯人也而有斯疾也！"其中，"自牖执其手"意为"隔着窗户握手"，表明在春秋时期人们对于传染病就已经采取了"独户隔离，不许人亲近"的措施，以及后来秦朝时设立的"疠迁所"、汉朝时在军队中设立的"庵庐"等，都体现了我国古人对于传染病防治的深刻认识，即隔离感染者、切断传播途径、保护易感人群。

　　2020 年初武汉发生新冠疫情，政府果断采取了封城措施，切断了传播途径，阻止了人口流动造成的疫情的进一步扩散，使疫情在国内很快得到控制。当时，很多民众不了解传染病的流行规律，不理解封城措施的重要性。这件事对我的触动很大，由此萌生了一个小小的心愿，希望能够写一本关于人口流动与传染病方面的书，让民众了解传染病传播的最基本的知识以及必要的预防措施，为传染病的防控做出贡献。

　　我们从传统型传染病到新型传染病，系统地梳理了人口流动在疾病传播中的作用。但由于篇幅所限，我们只选取了其中最具代表性的一些传染病，以展现人口流动在其中的作用。

　　恰逢书稿完成之际，世界卫生组织于 2023 年 5 月 5 日宣布新冠疫情不再构成国际关注的突发公共卫生事件，意味着全球新冠大流行已经结束，但风险仍然存在，我们仍需做好防控措施。希望不远的将来，我们能够将新冠疫情的前世今生描述给读者。

和红

2023 年 5 月 12 日

于北京时雨园

图书在版编目（CIP）数据

　　流动、疾病与健康／和红著．-- 北京：社会科学
文献出版社，2023.9
　　（健康创新平台系列成果）
　　ISBN 978-7-5228-2376-8

　　Ⅰ．①流… 　Ⅱ．①和… 　Ⅲ．①流动人口-健康状况-
研究-中国 　Ⅳ．①R197.1

　　中国国家版本馆 CIP 数据核字（2023）第 164824 号

·健康创新平台系列成果·

流动、疾病与健康

著　　者／和　红

出 版 人／冀祥德
责任编辑／黄金平
文稿编辑／陈　冲
责任印制／王京美

出　　版／社会科学文献出版社·政法传媒分社（010）59367126
　　　　　地址：北京市北三环中路甲 29 号院华龙大厦　邮编：100029
　　　　　网址：www.ssap.com.cn
发　　行／社会科学文献出版社（010）59367028
印　　装／三河市尚艺印装有限公司

规　　格／开　本：787mm×1092mm　1/16
　　　　　印　张：16.25　字　数：211 千字
版　　次／2023 年 9 月第 1 版　2023 年 9 月第 1 次印刷
书　　号／ISBN 978-7-5228-2376-8
定　　价／98.00 元

读者服务电话：4008918866